T0208466

essentials

essentials liefern aktuelles Wissen in konzentrierter Form. Die Essenz dessen, worauf es als „State-of-the-Art" in der gegenwärtigen Fachdiskussion oder in der Praxis ankommt. *essentials* informieren schnell, unkompliziert und verständlich

- als Einführung in ein aktuelles Thema aus Ihrem Fachgebiet
- als Einstieg in ein für Sie noch unbekanntes Themenfeld
- als Einblick, um zum Thema mitreden zu können

Die Bücher in elektronischer und gedruckter Form bringen das Expertenwissen von Springer-Fachautoren kompakt zur Darstellung. Sie sind besonders für die Nutzung als eBook auf Tablet-PCs, eBook-Readern und Smartphones geeignet. *essentials:* Wissensbausteine aus den Wirtschafts-, Sozial- und Geisteswissenschaften, aus Technik und Naturwissenschaften sowie aus Medizin, Psychologie und Gesundheitsberufen. Von renommierten Autoren aller Springer-Verlagsmarken.

Weitere Bände in dieser Reihe http://www.springer.com/series/13088

Josef Wiemeyer

Serious Games für die Gesundheit

Anwendung in der Prävention und Rehabilitation im Überblick

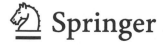

Prof. Dr. rer. medic. Josef Wiemeyer
Technische Universität Darmstadt
Darmstadt, Deutschland

ISSN 2197-6708   ISSN 2197-6716   (electronic)
essentials
ISBN 978-3-658-15471-4   ISBN 978-3-658-15472-1   (eBook)
DOI 10.1007/978-3-658-15472-1

Die Deutsche Nationalbibliothek verzeichnet diese Publikation in der Deutschen Nationalbiblio-
grafie; detaillierte bibliografische Daten sind im Internet über http://dnb.d-nb.de abrufbar.

Gedruckt auf säurefreiem und chlorfrei gebleichtem Papier

Springer ist Teil von Springer Nature
Die eingetragene Gesellschaft ist Springer Fachmedien Wiesbaden GmbH
Die Anschrift der Gesellschaft ist: Abraham-Lincoln-Str. 46, 65189 Wiesbaden, Germany

Was Sie in diesem *essential* finden können

- Eine Einführung in die Komplexität des Gesundheitskonzeptes einschließlich Prävention und Rehabilitation
- Eine Einführung in Serious Games und ihre Doppelmission
- Einen Überblick über die Einsatzmöglichkeiten von Serious Games in verschiedenen Bereichen der Prävention und Rehabilitation
- Einen kritischen Überblick über wissenschaftliche Untersuchungen zum Einsatz von Serious Games für die Gesundheit
- Praktische Empfehlungen zum Einsatz von Serious Games im Gesundheitsbereich

Vorwort

Dieses Werk basiert auf zahlreichen Kooperationen des Autors mit IT-Experten sowie Experten in verschiedenen Anwendungsfeldern von Serious Games. Es wurde mit der Intention geschrieben, allen an dieser Thematik Interessierten einen konzisen Ein- und Überblick zu Serious Games für die Gesundheit zu geben. Der Autor möchte sich herzlich für die von den Projektpartnern gewährte Unterstützung bedanken. Schließlich gilt ein besonderer Dank dem Springer-Verlag, der die Entstehung dieses Werkes engagiert, konstruktiv und mit der nötigen Behutsamkeit begleitet hat.

Der Autor verbindet mit diesem Werk die Hoffnung, dass digitale Spiele in ihrer potenziellen Bedeutung für die Gesundheit erkannt werden und einen geeigneten Platz im Arsenal der Gesundheitsinterventionen finden.

Darmstadt, Deutschland   Josef Wiemeyer

Inhaltsverzeichnis

Einleitung

Die Bedeutung der Gesundheit für den Menschen lässt sich gar nicht hoch genug einschätzen. Dies zeigen z. B. Sprüche[1] wie „Was nützt mir der Erde Geld? Kein kranker Mensch genießt sie Welt" (Johann Wolfgang von Goethe 1749–1832) oder „Besonders überwiegt die Gesundheit alle äußeren Güter so sehr, dass wahrlich ein gesunder Bettler glücklicher ist, als ein kranker König" (Arthur Schopenhauer 1788–1860). Doch obwohl Gesundheit höchst erstrebenswert ist, erscheint es ungemein schwierig, sie beständig zu erhalten oder wiederherzustellen. Gesundheit ist ein labiler Zustand, der sich nur durch beständiges Engagement erhalten oder wiederherstellen lässt. Wie sieht dieses Engagement aus? Bereits Hippokrates prägte die Einsicht: „Wenn wir jedem Individuum das richtige Maß an Nahrung und Bewegung zukommen lassen könnten, hätten wir den sichersten Weg zur Gesundheit gefunden" (Weisser et al. 2011, S. 109). Leider gibt es sowohl in Deutschland als auch in der gesamten Welt Tendenzen, die diesen Leitprinzipien entgegen laufen. *Deutschland wird immer älter und träger.* Die mittlere Lebenserwartung in Deutschland beträgt aktuell 83 Jahre bei Frauen bzw. 78 Jahre bei Männer (vgl. RKI 2015, S. 21). In Zukunft wird der relative Anteil der Älteren an der Gesamtbevölkerung weiter ansteigen: So werden im Jahre 2050 11 % der Deutschen 80 Jahre und älter sein (vgl. Blüher und Kuhlmey 2016, S. 314). Außerdem erfüllen lediglich 40 % der Erwachsenen und 25 % der Kinder und Jugendlichen in Deutschland die Mindestanforderungen der WHO an körperliche Aktivität (RKI 2015) und im Rest der Welt sieht dies nicht anders aus (WHO 2015a, c; 2016). Eine gesunde Ernährung ist ebenfalls nur in Teilen der Bevölkerung zu finden (RKI 2015).

---

[1]Quelle der Zitate: http://www.gutzitiert.de.

© Springer Fachmedien Wiesbaden 2016
J. Wiemeyer, *Serious Games für die Gesundheit,* essentials,
DOI 10.1007/978-3-658-15472-1_1

Diese Entwicklungen bleiben nicht ohne Wirkung auf die Gesundheit. Altersinaktivitäts- und ernährungsbedingte Erkrankungen wie Bluthochdruck, Übergewicht, metabolisches Syndrom und Diabetes mellitus Typ 2 haben rasant zugenommen – in allen Altersgruppen, aber besonders im Kindes– und Jugendbereich. Diese und andere Krankheiten zu verhindern oder ihr Auftreten zu verzögern, ist ein wichtiges Ziel, das auch im Präventionsgesetz verankert ist (z. B. PrävG § 20).

Gesundheit kann man nicht „auf Vorrat" tanken. Gesundheit muss tagtäglich neu gesichert und erarbeitet werden. Dies ist nicht immer attraktiv und häufig mit einigen Mühen verbunden. Trotz zahlreicher Aktivitäten und Kampagnen ist es bisher nicht durchgängig gelungen, Menschen in allen Altersstufen und sozialen Schichten zu einer nachhaltigen Veränderung ihres Lebensstils im Sinne einer gesundheitsförderlichen Lebensweise zu motivieren. Präventive Maßnahmen wie ausreichende körperliche Aktivität und angemessene Ernährung sind leider nicht per Kampagne zu verordnen.

Im Rahmen der zahlreichen Versuche, das menschliche Gesundheitsverhalten durch intrinsische Anreize zu verändern, gewinnen digitale Spiele zunehmend an Bedeutung. Die Idee besteht darin, eine Tätigkeit, die vielen Menschen sehr viel Spaß macht, nämlich Spielen, mit präventiven Maßnahmen zu verknüpfen, um insgesamt die Motivation, das Engagement und damit letztlich den Gesundheitsstatus zu verbessern. Einerseits wurden vollwertige Spiele entwickelt und eingesetzt, z. B. zur Verbesserung von Ernährung, Sexualverhalten, Alkohol- und Drogenkonsum und Bewegungsverhalten, andererseits wurden auch einzelne Spielelemente wie z. B. Belohnung oder Herausforderung übernommen, um die Motivation zu steigern; während man den erst genannten Ansatz als „Serious Games" bezeichnet, firmiert der letztgenannte Ansatz als „Gamification". Wie sich in diesem *essential* zeigen wird, sind beide Vorgehensweisen prinzipiell gut begründet, aber durchaus ambivalent. Kritische Aussagen wie „Mogelpackung" oder „chocolate-coated broccoli" deuten schon an, dass hier zwischen Spielgedanken und ernsthaften Einsatzzwecken ein Spannungsverhältnis besteht (was sich übrigens nicht nur im Bereich der Prävention und Rehabilitation zeigt).

Der Spielgedanke hat auch in der Therapie und Rehabilitation Einzug gehalten. Hier ist es häufig ein Problem, dass therapeutische Maßnahmen wie die Einnahme von Medikamenten und die Ausführung von Rehabilitationsübungen über eine lange Zeit durchgehalten werden müssen, um einen nachhaltigen und langfristigen Erfolg zu sichern. Auch hier hat man das Potenzial spielerischer Elemente entdeckt.

Das oben angesprochene Spannungsverhältnis von Spiel und Spielen auf der einen Seite und Gesundheitsmaßnahmen auf der anderen Seite soll in dem vorliegenden *essential* kritisch analysiert werden. Zunächst werden die Grundlagen von Gesundheit und Spiel bzw. Spielen dargestellt. Es folgt die Darstellung der Integration von Spielen und ihrem ernsthaften Einsatz. Auf dieser Grundlage werden in zwei Kapiteln die Einsatzmöglichkeiten von Serious Games als Präventions- und Rehabilitations- bzw. Therapiemaßnahme dargestellt und kritisch bewertet.

Gesundheit – Begriff, Modelle und Interventionen

2

In diesem Kapitel wird der Gesundheitsbereich vorgestellt. Zunächst wird der Gesundheitsbegriff definiert und in verschiedene Komponenten gegliedert. Es folgt die Darstellung verschiedener Gesundheits- und Krankheitsmodelle. Gesundheitsinterventionen und ihre Rahmenbedingungen schließen das Kapitel ab.

2.1 Gesundheit – Inhalt und Struktur eines komplexen Begriffs

Was bedeutet „Gesundheit"? Folgt man der Weltgesundheitsorganisation, so ist Gesundheit ein „Zustand vollständigen körperlichen, mentalen und sozialen Wohlbefindens und nicht nur die Abwesenheit von Krankheit und Schwäche" (WHO 2006, S. 1; Übersetzung J.W.). Diese Definition wendet sich zunächst gegen eine eng medizinisch ausgerichtete Abgrenzung von Gesundheit als das Gegenteil von Krankheit. Sicherlich ist diese recht idealistische Definition eine verständliche, aber auch utopische Zielsetzung. Eine pragmatische Sicht geht vom Allgemeinverständnis von Gesundheit aus (Schmidt 1998):

- *Gesundheit als körperlicher Zustand* – Merkmale: Mit dem eigenen Körper zufrieden sein, beschwerde- und schmerzfrei sein, sich entspannt und frisch fühlen etc.
- *Gesundheit als psychischer Zustand* – Merkmale: sich wohl und vital fühlen, lebensfroh, agil und zufrieden sein
- *Gesundheit als Funktionalität* – Merkmale: handlungs- und leistungsfähig sein, Rollen erfüllen (z. B. in Familie und Beruf)

© Springer Fachmedien Wiesbaden 2016
J. Wiemeyer, *Serious Games für die Gesundheit*, essentials,
DOI 10.1007/978-3-658-15472-1_2

- *Gesundheit als Energiereservoir* – Merkmal: fit und leistungsfähig sein, Kraft haben
- *Gesundheit als Befriedigung von Motiven und Bedürfnissen* – Merkmal: Das tun können, was man möchte

Diese Dimensionen sind zwar nicht ganz trennscharf, aber sie zeigen ein differenziertes Allgemeinverständnis von Gesundheit.

2.2   Gesundheitsmodelle

Entsprechend der Vielfalt des Gesundheitskonzeptes existiert auch eine Vielfalt von Gesundheitsmodellen. Orientiert man sich an der medizinischen Gesundheitsdefinition als Abwesenheit von Krankheit, dann wird ein Gesundheitsmodell zwangsläufig auf die *Risikofaktoren* abstellen, d. h. Bedingungen, die das Auftreten von Krankheiten begünstigen (z. B. Woll 2002). Diese Modelle orientieren sich häufig an Normwerten für Gesundheit und Krankheit, z. B. dem Body-Mass-Index[1], Blut- oder Blutdruckwerten. Weiterhin wird das Erkrankungsrisiko häufig quantifiziert, z. B. durch den „Hazard-Ratio", welcher die Veränderung eines Erkrankungsrisikos bei Vorliegen bestimmter Risikofaktoren beziffert. Am Beispiel der koronaren Herzkrankheit (KHK) kann man z. B. primäre (physische) Risikofaktoren wie Ernährung, Bewegungsverhalten und Rauchen sowie sekundäre Risikofaktoren wie soziale Schicht, beruflich bedingter Stress oder Persönlichkeitsmerkmale differenzieren (Wernhart et al. 2015). Gesunde Personen können das Sterblichkeits-Risiko durch Verbesserung ihrer körperlichen Fitness um 16 % pro 1 MET[2] reduzieren, Menschen mit pathologischer Vorgeschichte immerhin noch um 9 % pro 1 MET (Wernhart et al. 2015, S. 362).

Während das Risikofaktoren-Modell ein wenig einseitig die negative, d. h. gesundheitsgefährdende (pathogene) Seite betont, thematisiert *das Salutogenese-Modell* von Antonovsky (1997) auch Schutzfaktoren wie psychosoziale,

---

[1]Formel: BMI $= m/h^2$; Körpermasse m, dividiert durch die Körpergröße h zum Quadrat.

[2]Die Einheit „MET" bedeutet „metabolisches Äquivalent"; diese Einheit gibt den Energieumsatz an. 1 MET entspricht dem Energieumsatz beim ruhigen Sitzen; er beträgt ca. 1 kcal pro Stunde und kg Körpergewicht oder 3,5 ml Sauerstoff pro kg Körpergewicht und Minute (Ainsworth et al. 1993). Mit dieser Einheit ist es möglich, den Energieverbrauch in Vielfachen des Ruheumsatzes anzugeben; so verursacht Jogging einen Energieverbrauch von ca. 7 MET, d. h. des Siebenfachen des Ruheumsatzes.

genetische und konstitutionelle Ressourcen (z. B. Freunde und Familie) sowie den Kohärenzsinn. Wo man sich auf dem Gesundheits-Krankheits-Kontinuum befindet, ist also von der Bewältigung des Spannungszustandes von Risiko- und Schutzfaktoren abhängig. Ein Modell, welches stärker die individuelle dynamische Auseinandersetzung des Menschen mit den Anforderungen seiner Umwelt thematisiert, ist das *systemische Anforderungs-Ressourcen-Modell* von Becker (2006). In diesem Modell wird davon ausgegangen, dass sowohl die Umwelt als auch das Individuum Anforderungen stellen und Ressourcen bereitstellen, um die Gesundheit zu erhalten.

Neben reinen Gesundheitsmodellen existieren Modelle, welche sich spezifisch darauf konzentrieren, wie man die Gesundheitsprozesse beim Menschen positiv beeinflussen kann. Diese Modelle werden im nächsten Abschnitt dargestellt.

2.3　Gesundheitsinterventionen – Arten, Bereiche und Ziele

Wie kann man die Gesundheit nachhaltig fördern? Hier werden zwei Interventionsarten bzw. -ziele unterschieden: Prävention und Rehabilitation bzw. Therapie. *Prävention* bezieht sich auf das Ziel, das Auftreten von Krankheiten zu verhindern, während *Rehabilitation* bzw. *Therapie* auf die Behandlung von bereits eingetretenen Krankheiten abzielt. Prävention kann unterteilt werden in Primär-, Sekundär- und Tertiärprävention (z. B. Uhl 2005; Quester 2008, S. 21–24). Während *Primärprävention* allgemeine Prävention zur individuellen Erhaltung der Gesundheit und Vorbeugung von Krankheiten bedeutet, bezeichnet *Sekundärprävention* die Krankheitsprophylaxe bei spezifischen Risikogruppen bzw. die Verhinderung des Fortschreitens einer Erkrankung im Frühstadium (z. B. Übergewicht und Bluthochdruck). *Tertiärprävention* ist gleichbedeutend mit den Begriffen *Rehabilitation* und *Therapie;* hier soll die Gesundheit nach dem Eintreten der Erkrankung möglichst weitgehend wiederhergestellt werden und das Auftreten weiterer Erkrankungen verhindert bzw. verzögert werden. Präventive Maßnahmen können primär gesellschaftliche Risikofaktoren wie einen inaktiven Lebensstil fokussieren (Verhältnisprävention) oder auf das Individuum und sein Verhalten abzielen (Verhaltensprävention). Dementsprechend können Präventionsprogramme universell, selektiv oder indiziert sein (Uhl 2005).

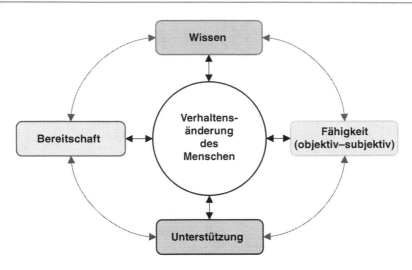

Abb. 2.1 Vereinfachtes Modell der Einflussfaktoren der menschlichen Verhaltensänderung

Kernziele von Gesundheitsinterventionen sind – entsprechend den oben dargestellten Gesundheitsmodellen – die Stärkung von Ressourcen und Schutzfaktoren,
die Vermeidung von Risikofaktoren, die erfolgreiche psychische Bewältigung von
Belastungs-Beanspruchungssituationen, die nachhaltige Bindung an ein gesundheitsorientiertes Verhalten sowie der Einsatz geeigneter Settings für die Prävention und Rehabilitation (vgl. hierzu auch Bös und Brehm 2006).

Auf welchen Ebenen sind Gesundheitsinterventionen angesiedelt? Entsprechend der oben diskutierten Definition von Gesundheit spielen vor allem drei
Ebenen eine Rolle: die physische, die psychische und die soziale Ebene. Auf der
physischen Ebene wirkt eine ganze Reihe von Interventionen, die von der Einnahme von Medikamenten, der Ernährung bis hin zu physikalischen Therapieformen wie Ultraschall und Reizstrom reichen können. Aber auch Veränderungen
am Arbeitsplatz, z. B. Lärm- oder Temperaturänderungen, Krankengymnastik
und Bewegungstherapie gehören zu physischen Interventionen. Auf der psychischen Ebene sind z. B. Psychotherapie und Beratungsgespräche angesiedelt.
Gesundheitsinterventionen auf der sozialen Ebene zielen auf das gesellschaftliche
Umfeld wie Familie, Freunde oder Kollegium ab.

Letztlich geht es bei Gesundheitsinterventionen immer darum, dass sich die Verhältnisse und/oder das Verhalten einer Person nachhaltig verändern. Ein Mensch wird nur dann sein Verhalten nachhaltig verändern, wenn er über entsprechendes Wissen verfügt, bereit und fähig für die Verhaltensänderung ist und wenn er bei der Verhaltensänderung systematisch unterstützt wird (s. Abb. 2.1).

Im Hinblick auf die in Abb. 2.1 dargestellten Einflussfaktoren wurden eine ganze Fülle von allgemeinpsychologischen Modellen entwickelt und auf Gesundheitsinterventionen angewendet, z. B. das operante Konditionieren, die Selbstbestimmungstheorie, die Theorie des geplanten Verhaltens oder die sozial-kognitive Theorie (vgl. hierzu Paulus, Dadaczynki und Schiemann 2016). Darüber hinaus gibt es eine Reihe von gesundheitsspezifischen Struktur- und Prozessmodellen, welche die Aufnahme und Aufrechterhaltung von Gesundheits-orientiertem Verhalten erklären (Überblick: Schlicht und Brand 2007; Paulus, Dadaczynki und Schiemann 2016). Zwei sehr erfolgreiche Modelle betonen die große Bedeutung motivationaler und volitionaler Prozesse (Schwarzer 2008; Fuchs et al. 2011). Während die motivationalen Prozesse die *Absicht* beeinflussen, das Gesundheitsverhalten zu ändern, beeinflussen die volitionalen Prozesse die *Aufnahme und Aufrechterhaltung* des Gesundheitsverhaltens. Wichtige Einflussfaktoren dieser Prozesse sind Selbstwirksamkeitsüberzeugungen, Ergebniserwartungen, Barrieren- und Risiko-Wahrnehmungen. Auch die Passung von eigenen Bedürfnissen und Interventionszielen sowie situative Hinweisreize spielen eine Rolle.

Die vorliegenden Modelle und Befunde zeigen (vgl. auch Michie et al. 2011; Williams und French 2011), dass menschliches Verhalten vor allem dann in Richtung Gesundheitsförderung verändert werden kann, wenn

- Gesundheitsaktivitäten im Hinblick auf Ziele, Handlungen und Konsequenzen sorgfältig geplant sind,
- adäquate Instruktionen und Informationen gegeben werden,
- die Gesundheitsaktivitäten in das eigene Selbstbild passen,
- die Intention, das eigene Verhalten zu ändern, stark ausgeprägt ist,
- die Barrieren, die Gesundheitsaktivitäten be- oder verhindern können, erfolgreich überwunden werden,
- die Interventionsziele zu den eigenen Einstellungen passen,
- die eigenen Gesundheitsaktivitäten auch die erwarteten Effekte zeigen und
- die eigenen Aktivitäten unterstützt und verstärkt werden.

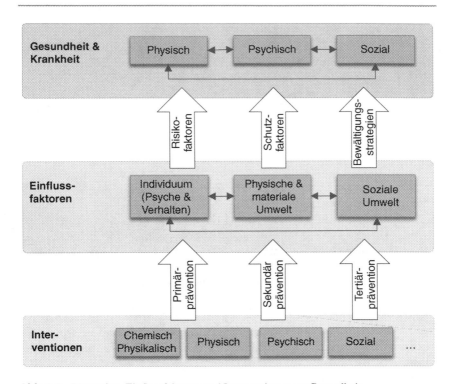

Abb. 2.2 Dimension, Einflussfaktoren und Interventionen zur Gesundheit

In Abb. 2.2 werden noch einmal wesentliche Informationen zum Gesundheitsbegriff illustriert.

2.4 Rahmenbedingungen und gesetzliche Bestimmungen

Prävention und Rehabilitation unterliegen einer Fülle von gesellschaftlichen und gesetzlichen Rahmenbedingungen. Gesundheit ist nach der Menschenrechtscharta der Vereinten Nationen ein Grundrecht aller Menschen (UN 1948, Art. 25). Außerdem wurde in der Ottawa-Charta der WHO (1986) zur Gesundheitsförderung die Bedeutung der Selbstbestimmung und Selbstverwirklichung des Menschen hervorgehoben.

Das im Jahre 2015 verabschiedete Präventionsgesetz hat die Forderungen der Ottawa-Charta aufgenommen und weiterentwickelt. Im Präventionsgesetz[3] werden zwei wesentliche Ziele formuliert: „Verhinderung und Verminderung von Krankheitsrisiken (primäre Prävention) sowie zur Förderung des selbstbestimmten gesundheitsorientierten Handelns … (Gesundheitsförderung)" (PrävG § 20, Abs. 1). Dabei werden u. a. die folgenden Gesundheitsziele besonders betont: „gesund aufwachsen …, gesundheitliche Kompetenzen erhöhen…, gesund älter werden" (PrävG § 20, Abs. 3). Ein besonderes Augenmerk gilt dabei der Gesundheitsförderung und Prävention in Lebenswelten bzw. Settings, z. B. Wohnen, Ausbildung, Freizeitgestaltung und Sport.

Darüber hinaus existieren weitere Rahmenbedingungen, welche sich z. B. auf die an Präventions- und Rehabilitationsmaßnahmen beteiligten Berufsgruppen beziehen. So existieren z. B. ethische Leitlinien für Ärzte, Therapeuten, Psychologen und Sportwissenschaftler, die sich u. a. an der Menschenrechtscharta, aber auch den einschlägigen allgemeinen oder gesundheitsspezifischen Rahmenbestimmungen orientieren. Für bestimmte Berufsgruppen existieren darüber hinaus weitere gesetzliche Bestimmungen wie die Approbationsordnung bei Ärzten. Außerdem spielen – insbesondere im Bereich digitaler Gesundheitsanwendungen – verbraucher- und datenschutzrechtliche Aspekte eine wichtige Rolle (z. B. Gigerenzer, Schlegel-Matthies und Wagner 2016).

Ein wichtiges Kriterium für Gesundheitsinterventionen ist ihre *Qualität*. Zentrale Qualitätskriterien für Gesundheitsinterventionen sind nach Quester (2008, S. 403): Wirksamkeit und Effektivität, Effizienz, Optimierung, Akzeptanz, Legitimität und Vernünftigkeit. Im Rahmen des Qualitätsmanagements werden drei Komponenten bzw. Dimensionen der Qualität unterschieden (Pfeiffer 2005; Quester 2008, S. 403–405):

- *Strukturqualität:* Diese Dimension betrifft die infrastrukturellen Rahmenbedingungen von Gesundheitsinterventionen, z. B. die Beschaffenheit der Lebenswelten im Hinblick auf materielle, räumliche und personelle Ressourcen, Interventionskonzepte und Qualifikationskonzepte.
- *Prozessqualität:* Diese Dimension betrifft die Organisation der Abläufe in den verschiedenen Interventionsphasen (Planung, Durchführung, Dokumentation und Kontrolle).

---

[3]Genau genommen handelt es sich beim „Präventionsgesetz" um Änderungen im Fünften Buch Sozialgesetzbuch.

- *Ergebnisqualität:* Diese Dimension betrifft die Resultate („Outcomes") von Gesundheitsinterventionen. Hier spielen neben der Effektivität und Effizienz Aspekte der Akzeptanz und Nachhaltigkeit eine wichtige Rolle.

Für die Identifikation der jeweiligen Erkrankung wird die „International Classification of Diseases" (ICD), die aktuell in der 10. Fassung vorliegt (ICD-10; DIMDI 2015), eingesetzt. Spezielle Klassifikationen im Hinblick auf Behinderungen werden in der International Classification of Functioning, Disability and Health (ICF; WHO 2013) vorgenommen. Hier wird zwischen Einschränkungen bzw. Schädigungen von Körperfunktionen versus Körperstrukturen differenziert. Weiterhin werden Einschränkungen im Hinblick auf Aktivitäten und Partizipation klassifiziert, z. B. Wahrnehmung, Lernen, Kommunikation und Mobilität.

An der Vielzahl von möglichen Erkrankungen – sowohl im Hinblick auf Art, Schwere und Region als auch Ursachen, Entstehungsmechanismen und Verlauf – ist bereits abzulesen, dass Präventions- und Rehabilitationsmaßnahmen auf die spezifischen Bedingungen der jeweiligen Krankheitsbilder zugeschnitten sein müssen. Aus diesem Grund erscheint es verständlich, dass sich allgemeine Gesundheitsinterventionen primär auf die Hauptkrankheiten, d. h. häufig auftretende Krankheiten, sowie Einflussfaktoren beziehen, welche für eine Vielzahl von Erkrankungen eine Rolle spielen.

Spielen, digitale Spiele, Serious Games und Games for Health

3

Es gibt wohl wenige Menschen, welche dem Spielen nicht in irgendeiner Form positive Seiten abgewinnen (können). Spielen ist beliebt bei jungen und alten Menschen – unabhängig von Geschlecht, sozialer Herkunft und Kultur. Eine besondere Bedeutung hat das Spielen für Kinder und Jugendliche; diesem Sachverhalt wird auch in der UN-Konvention über die Rechte des Kindes („Kinderrechtskonvention"; Convention on the Rights of the Child, CRC) Rechnung getragen. In Artikel 31, Absatz 1 der CRC heißt es: „Die Vertragsstaaten erkennen das Recht des Kindes auf Ruhe und Freizeit an, auf Spiel und altersgemäße aktive Erholung" (UNICEF 1989, S. 35 f.).

In diesem Kapitel wird zunächst erläutert, welche Merkmale das Spielen charakterisieren und welche Formen und Funktionen Spielen haben kann. Im zweiten Teil werden dann digitale Spiele bzgl. Arten, Genres und Wirkungen diskutiert. Im dritten Teil werden Serious Games als Verbindung von digitalen Spielen und ernsthaften Einsatzzwecken eingeführt.

3.1 Spielen als fundamentale menschliche Tätigkeit

Spielen ist eine besondere menschliche Aktivität, welche sich deutlich von anderen Aktivitäten unterscheidet. Beobachtet man Menschen beim Spielen, so zeigen sich eine Reihe von Merkmalen (z. B. Huizinga 2013; O'Connor 2016; Schmidt et al. 2016):

- *Zweckfreiheit:* Spielen ist eine Tätigkeit, welche um ihrer selbst willen und ohne äußere Zwänge ausgeführt wird (intrinsische Motivation).
- *Wechselnder Realitätsbezug:* Spielen ist nicht Realität, sondern geprägt durch Scheinhaftigkeit; man „tut so als ob" (… man z. B. eine Managerin oder ein Astronaut wäre).

© Springer Fachmedien Wiesbaden 2016
J. Wiemeyer, *Serious Games für die Gesundheit,* essentials,
DOI 10.1007/978-3-658-15472-1_3

- *Räumliche und zeitliche Abgeschlossenheit und Begrenztheit:* Spielen hat einen Anfang und ein Ende. Spielen findet in bestimmten Räumen statt, z. B. auf dem Spielplatz, im Kinderzimmer oder am Wohnzimmertisch.
- *Gegenwärtigkeit und Unmittelbarkeit:* Spielende erleben ihre Handlungen mitsamt ihren Resultaten direkt; bei geeigneten Bedingungen kann sich ein Flow-Erlebnis einstellen, d. h. Spielende werden vollständig vom Spiel gefesselt, verlieren das Gefühl für die Zeit und erleben sich selbst als (kompetente) Urheber ihrer Handlungen.
- *Offenheit:* Spielen ist geprägt durch eine gewisse Offenheit bzgl. Verlauf und Ausgang; im Spiel ist nie ganz klar, wie es weitergehen wird, was passieren wird und wie das Spiel ausgehen wird. Dies erzeugt Fantasie, Neugier und Spannung.
- *Regelgebundenheit:* Trotz seiner Offenheit hinsichtlich Verlauf und Ausgang basiert Spielen auf (impliziten oder expliziten) Regeln. So wird z. B. geregelt, welche Aktivitäten erlaubt sind und welche nicht.
- *Wiederholung und Ritual:* Spielen bedeutet in der Regel ritualartige Wiederholung; man spielt nicht nur einmal, sondern häufig wiederholt. Die Abläufe sind häufig mehr oder weniger klar vorgegeben.

Es werden zwei *Formen* des Spielens unterschieden (vgl. Walther 2003; Mead 2009): das unstrukturierte, unorganisierte, freie, und nicht an explizite Regeln gebundene Spielen *(play* oder *Paidea)* und das strukturierte, organisierte und regelgebundene Spielen *(game* oder *ludus).*

Spielen kann zahlreichen *Funktionen* dienen (vgl. O'Connor 2016; Schmidt et al. 2016): Freisetzung überschüssiger Energien, Ausgleich bzw. Erneuerung von Energien, Ausleben von Tabus oder problematischer psychosozialer Situationen, Erregungsmodulation, Exploration und Entwicklung bzw. Verbesserung von psychischen, sozialen und sensomotorischen Fähigkeiten und Fertigkeiten. Das Besondere des Spielens ist, dass diese Funktionen quasi beiläufig und inzidentell, d. h. nicht-absichtlich und häufig unbewusst, adressiert werden. Gerade dieses Merkmal macht Spielen so interessant für Anwendungen, die über ein „reines" Spielen hinausgehen, z. B. Lernen und Training.

3.2   Digitale Spiele – Arten und Wirkungen

Als digitale Spiele werden Spiele bezeichnet, welche durch einen Mikroprozessor kontrolliert werden. Aus technischer Sicht können drei wesentliche Gattungen von digitalen Spielen unterschieden werden:

- *Videospiele:* Videospiele werden durch speziell produzierte Plattformen, die Video-Konsolen, gesteuert. Beispiele sind Sony Playstation®, Microsoft Kinect® und Nintendo Wii®.
- *PC-und Notebook-Spiele:* Diese Spielgattung wird auf „normalen" Standrechnern oder mobilen Rechnern gespielt. Häufig sind diese Plattformen – zumindest im Hinblick auf die Qualität der Grafik – „aufgerüstet".
- *Mobile Spiele:* Diese Gattung wird entweder auf speziellen mobilen Spielkonsolen (z. B. Nintendo GameBoy® oder Nintendo DS®) oder mobilen Telefonen (insbesondere Smartphones) gespielt.

Digitale Spiele können nach weiteren Merkmalen klassifiziert werden (vgl. auch Masuch und Emmerich 2016):

- *Zahl der Spieler:* z. B. Einzel- oder Mehrspieler-Games, „massively multiplayer games" (MMPG)
- *Alter und Geschlecht der Spieler:* z. B. Kinder-, Jugend-, Erwachsenen- und Seniorenspiele; Pink games
- *Inhalte der Spiele:* z. B. Adventure-, Action-, Sport-, Bewegungs-, Denk-, Strategie-, Konstruktions-, Rollen-, Management- und Simulationsspiele
- *Online- versus Offline-Spiele:* Während Online-Spiele eine Internet-Verbindung benötigen, können Offline-Spiele ohne Internet-Zugang gespielt werden.
- *Darstellungsparameter:* z. B. 2D, 3D, Ego- oder Third-person-Perspektive

Auch beim Spielen digitaler Spiele sollte sich ein *Spielerlebnis* einstellen. Aufgrund der technischen Möglichkeiten ist dieses meistens intensiver und umfasst weitere Merkmale, die über das nicht-technische Spiel hinausgehen. Hierzu existieren eine Fülle von Ansätzen, wie z. B. der GameFlow-Ansatz von Sweetser und Wyeth (2005) oder der „fun of gaming" (FUGA) Ansatz von Poels, de Kort und Ijsselsteijn (2008). Zusammenfassend lassen sich die folgenden Merkmale des Spielerlebens bei der Nutzung digitaler Spiele identifizieren (Masuch und Emmerich 2016; Wiemeyer et al. 2016):

- *Spaß und Unterhaltung:* Das wesentliche Merkmal von Spielen ist ihr unterhaltsamer Effekt. Spielen macht Freude, ist abwechslungsreich, stimulierend bzw. entspannend und angenehm.
- *Kompetenz, Autonomie und Kontrolle:* Beim (gelungenen) Spielen erlebt man sich als fähig, die gestellten Aufgaben selbstständig (und häufig in Kooperation mit anderen) zu lösen und das Spiel zu kontrollieren.

- *Immersion, (räumliche und soziale) Präsenz, Flow, and „GameFlow":* Während des Spielens taucht man in das Spiel ein, hat das Gefühl, im Spiel selbst anwesend zu sein, mit den Spielfiguren (inter-)agieren und die Spielobjekte manipulieren zu können. Dabei stellen sich Flow- bzw. GameFlow-Erlebnisse ein, welche u. a. geprägt sind von klaren Zielen, eindeutigem und unmittelbarem Feedback, Konzentration auf das Spiel, Gefühl der Kontrolle über das Spiel und Verlust des Zeitgefühls. Im Extremfall können auch Spielsucht und Spielabhängigkeit entstehen.

- *Beteiligung und ausdauerndes Engagement:* Eng mit den oben genannten Erfahrungen verbunden sind die aktive Beteiligung am Spiel und ein ausdauerndes Engagement im Spiel.

- *Soziale Interaktionen:* Intensives Spielen beinhaltet soziale Interaktionen zwischen den Spielern, aber auch mit den Spielfiguren. Neben Kooperation ist auch der Wettbewerb als sozialer Vergleich ein wichtiges Element des Spielerlebens.

- *Herausforderung und Spannung:* „Packende" Spiele beinhalten Herausforderungen und Widerstände, d. h. Aufgaben und Anforderungen, welche ein optimales Verhältnis aus Anforderung und eigenem Leistungsniveau darstellen. Die Aufgaben dürfen weder zu einfach bzw. leicht noch zu schwierig sein. Da sich das Leistungsniveau im Spielverlauf verbessert, muss sich das Spiel an diese Veränderungen anpassen (können) (Adaptation).

- *Neugier:* Überraschungs- und Unsicherheitsmomente in einem Spiel erzeugen Neugier; dies kann sich auf akustische, visuelle oder haptische Stimulation, aber auch auf überraschende, paradoxe oder unvollständige Ereignisse und Situationen beziehen.

- *Fantasie:* Emotional und kognitiv ansprechende narrative Rahmungen bzw. Darstellungen können die Vorstellungskraft anregen.

- *Positive und negative Emotionen:* Während des Spielens erzeugen Erfolge Freude und Stolz, während Misserfolge Ärger, Enttäuschung oder Angst hervorrufen können. Auch Aggressionseffekte können unter bestimmten Bedingungen ausgelöst werden.

- *Aktion, Interaktion, Feedback und Bewertung:* Digitale Spiele erlauben vielfältige Handlungen und geben eine unmittelbare Rückmeldung über die Folgen der eigenen Handlungen. Erfolge und Misserfolge werden in Echtzeit sichtbar und können positiv verstärkt werden (zu verschiedenen Belohnungssystemen vgl. Phillips et al. 2013).

Um ein Spielerlebnis im oben dargestellten Sinne zu ermöglichen, muss ein digitales Spiel eine Reihe von Elementen beinhalten (z. B. Masuch und Emmerich 2016): klare und erreichbare Ziele, sinnvolle und intuitive Interaktionen durch geeignete Spiel-Interfaces, vielfältige und attraktive Handlungsoptionen, spielinterne Ressourcen (z. B. Lebensenergie, Baumaterial oder Spielzeit), Spielmechanik und Spielregeln, Feedback (z. B. Erfolg/Misserfolg, Belohnungen und Hinweise), Adaptation, Explorations- und Entdeckungselemente (Neugier), Selbstverwirklichung und Individualisierung (z. B. selbst gestalteter Avatar), ansprechende narrative Rahmung sowie Vergleich und Wettbewerb.

3.3   Serious Games – Definition, Arten und Anwendungsbereiche

Digitale Spiele, welche nicht allein zu Spaß- und Unterhaltungszwecken entwickelt und eingesetzt werden, werden als „Serious Games" bezeichnet (Überblick: Dörner et al. 2016). Allerdings besteht kein Konsens über die Definition von „Serious Games". In diesem Buch werden unter „Serious Games" digitale Anwendungen verstanden, die Spieltechnologien bzw. Spielmerkmale gezielt nutzen, um neben einem Spielerlebnis im oben dargestellten Sinn mindestens ein weiteres ernsthaftes Ziel, z. B. Gesundheit, Lernen oder Training, zu erreichen. „Serious Games" haben damit eine „Doppelmission": Ernsthafte Ziele müssen erreicht werden, ohne das Spielerlebnis zu korrumpieren (siehe Abb. 3.1). Dieser Anspruch, zwei im Prinzip gegensätzliche Aspekte („Spaß und Ernst") zu verknüpfen, ist nicht unumstritten; Gegner dieser Idee sprechen von „Mogelpackung" (Schmidt et al. 2016, S. 30) oder „chocolate-coated broccoli" (Baranowski et al. 2016, S. 8). Diese Kritik deutet an, dass eine erfolgreiche Balance aus Spielerlebnis und Erreichen der ernsthaften Ziele bzw. Zwecke alles andere als trivial ist.

Von dem Begriff der „Serious Games" abzugrenzen ist der Begriff „Gamification"; dieser Begriff bezeichnet einen weit bescheideneren Anspruch, nämlich die Nutzung von Spielelementen in Nicht-Spielkontexten (Deterding et al. 2011). Häufig eingesetzte Spielelemente sind (vgl. Seaborn und Fels 2015): Herausforderung (verschiedene Aufgabenformate, Zeitdruck und Level), Belohnung (Plaketten, Punkte, Lob und sensorische Stimulation), narrative Elemente (Rahmen-Story), Neugier (Überraschungselemente), Fantasie (Ästhetik und Story), Vergleich und Wettbewerb (Ranglisten) und Feedback (Fortschritt). Auch wird – wie bei Serious Games – darauf abgezielt, über den Einsatz von Spielelementen

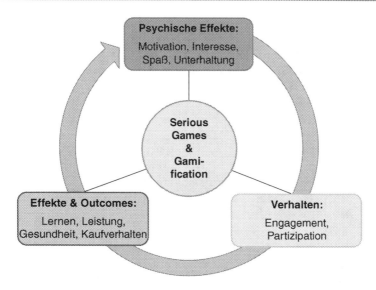

Abb. 3.1 Wirkung von Serious Games und Gamification auf Psyche, Verhalten und Outcomes

das Interesse und die Motivation der Spielenden am Nicht-Spielkontext zu erhöhen. Letztlich sollen über erhöhtes Engagement bzw. gesteigerte Partizipation ausgewählte Kompetenzen im Nicht-Spiel-Kontext verbessert werden, z. B. mathematisches Wissen oder Sensibilität für soziale Konflikte (siehe Abb. 3.1).

Serious Games werden letztlich über den ernsthaften Einsatzzweck definiert. Dementsprechend werden AdverGames Spiele zu Werbezwecken, EduGames Spiele zu (Aus-)Bildungszwecken und ExerGames zu Bewegungszwecken eingesetzt. Serious Games mit Gesundheitszwecken werden Games for Health genannt; zu diesem Anwendungsbereich existieren mittlerweile sowohl ein eigenes Journal (Games for Health Journal) als auch eine eigene Konferenz (Games for Health conference).

Insgesamt können über Serious Games *sechs Kompetenzbereiche* adressiert werden: Sensomotorische Kompetenzen (z. B. Auge-Hand-Koordination oder Reaktionsfähigkeit), kognitive Kompetenzen (z. B. Aufmerksamkeit, Wissen oder Problemlösen), emotionale Kompetenzen (z. B. Stress-Kontrolle und Umgang mit Misserfolgen), soziale Kompetenzen (z. B. Zusammenarbeit, Kommunikations- und Interaktionsfähigkeit), persönlichkeitsbezogene Kompetenzen (z. B. Selbstkonzept und Identität) sowie Medienkompetenzen (z. B. Medienwissen und Medienumgang). Um die oben angesprochene Balance zwischen Spielzweck und ernsthaftem Einsatzzweck herzustellen, ist es wichtig, dass Kompetenz- und Spielziele bruchlos in das jeweilige Spiel integriert werden.

3.4   Games for Health – Serious Games für die Gesundheit

Serious Games, welche ernsthafte Ziele im Gesundheitsbereich verfolgen, werden als (Digital) Games for Health (DG4H) bezeichnet. DG4H sind mittlerweile eine fest im Gesundheitsbereich etablierte Interventionsart. Dabei kann man mit Lampert und Tolks (2016, S. 219) verschiedene Anwendungstypen unterscheiden, die auch als Mischformen auftreten können:

- *Nutzung digitaler Spiele ohne expliziten Gesundheitsbezug:* Über ihre motivierende und unterhaltende Wirkung können Spiele z. B. zur Ablenkung und Zerstreuung eingesetzt werden.
- *Nutzung digitaler Spiele mit implizitem Bezug zu gesundheitsrelevanten Aspekten:* Entsprechend ihrem Anforderungsprofil kann man digitale Spiele gezielt zur Verbesserung dieser Kompetenzen einsetzen, z. B. Reaktionsfähigkeit, Ausdauerleistungsfähigkeit oder strategisches Denken. So können z. B. Exergames zur Erhöhung des Energie-Umsatzes oder zur Verbesserung der Gleichgewichtsfähigkeit eingesetzt werden.
- *Nutzung digitaler Spiele mit expliziten Gesundheitsinhalten:* Viele Spiele adressieren direkt bestimmte Zielgruppen oder Gesundheitsthemen, z. B. gesunde Ernährung, sicheres Sexualverhalten, Rauchen, Alkohol- oder Drogenkonsum. Diese Spiele sind häufig nicht kommerziell erhältlich, sondern werden speziell für den Anwendungszweck entwickelt.
- *Nutzung gamifizierter Gesundheitsinterventionen:* Verschiedene gesundheitsorientierte Trainingsprogramme wurden mit Spielelementen wie Belohnung, Vergleich bzw. Wettbewerb und Feedback „angereichert", um die Trainingsmotivation zu erhöhen.

Settings bzw. Lebenswelten, in denen DG4H eingesetzt werden (können), umfassen alle denkbaren Optionen, vom eigenen Wohnbereich über den Arbeitsplatz und Freizeitinstitutionen bis hin zu Klinik und Rehabilitationszentrum. Auch in formellen und informellen Bildungskontexten ist der Einsatz von DG4H sinnvoll.

Tab. 3.1 Datenbanken für Serious Games for Health

Website	Bemerkung
http://www.healthgamesresearch.org	Datenbank mit 432 Spielen (Stand 7.3.2016);
	Suche nach Krankheit, Zielgruppe, Plattform etc.
	Anmerkung: Die Datenbank wird seit 2013 nicht mehr aktualisiert
http://healthcaregames.wisc.edu	Datenbank mit 258 Spielen (Stand 7.3.2016);
	Beschreibung nach Plattform, Zielgruppe und Inhalt
http://serious.gameclassification.com	Datenbank mit 305 Spielen zur Gesundheit (Stand 7.3.2016);
	Suche bzw. Filter nach Altersgruppen und Einsatzzweck sowie Gameplay und Markt

Zielgruppen können neben Menschen, deren Gesundheit erhalten, verbessert oder wiederhergestellt werden soll, auch Menschen sein, die Gesundheitsinterventionen planen, durchführen und auswerten, z. B. Ärzte, Physiotherapeuten und weiteres medizinisches Personal. Hier hat sich z. B. gezeigt, dass Videospiel-Erfahrung mit feinmotorischen Kompetenzen bei der Endo- oder Laparoskopie korrelieren (Überblick: Wiemeyer und Hardy 2013). Da sich viele Gesundheitsprobleme bereits im Kindes- und Jugendalter andeuten und im Entwicklungsverlauf fortsetzen bzw. verschärfen (vgl. WHO 2003), ist diese Zielgruppe besonders wichtig. Aber auch Menschen im frühen und späten Erwachsenenalter können und müssen durch Gesundheitsinterventionen erreicht werden.

Die in DG4H genutzten *Spielgenres* umfassen ein breites Spektrum. Je nach angezielten Kompetenzbereichen kommen nahezu alle Spieltypen infrage, von Adventure- und Kampfspielen über Bewegungs- und Sportspiele bis hin zu Simulations-, Rollen- und Strategiespielen. Neben vorhandenen kommerziellen Spielen wurden zahlreiche proprietäre Anwendungen entwickelt, die sich häufig der relativ preisgünstigen Spiel-Interfaces, z. B. Balance-Board oder Kinect-Kamera, bedienen. Im Bereich der Rehabilitation wurden aber auch viele neue Trainingsgeräte entwickelt, z. B. in der Neurorehabilitation (Überblick: Wiemeyer 2014; Staiano und Flynn 2014).

Mittlerweile gibt es verschiedene Datenbanken, in denen die verfügbaren DG4H aufgelistet sind (siehe Tab. 3.1).

Ein bisher nicht zufriedenstellend gelöstes Problem ist der *Qualitäts- bzw. Wirkungsnachweis* von DG4H. Randomisierte kontrollierte Studien („randomized controlled trials"; RCT) sind relativ selten zu finden. Die überwiegende Mehrzahl an Publikationen umfasst Fallstudien, Machbarkeits- oder Pilotstudien. Im Sinne des in Abb. 3.1 dargestellten Wirkungsmodells ist es erforderlich, alle Wirkungsebenen mithilfe valider Datenerhebungsmethoden zu erfassen. Dies geschieht relativ selten, insbesondere auf der Ebene der Effekte auf das Spielerlebnis. Dies ist umso erstaunlicher, da zur Erfassung des Spielerlebnisses bereits etablierte Instrumente wie der „Game Experience Questionnaire" und der „Game Engagement Questionnaire" existieren und erfolgreich eingesetzt werden (Überblick: Wiemeyer et al. 2016).

Serious Games als Präventionsmittel

4

Entsprechend Kap. 2 können Präventionsmittel auf vier Ebenen ansetzen (siehe Abb. 2.2): der physikalisch-chemischen, psychischen, physischen und sozialen Ebene. Der wichtigste Gegenstand ist der Mensch selbst, dessen Verhalten nachhaltig verändert werden soll. Entsprechend Abb. 2.1 können Wissen, Bereitschaft, Fähigkeit und Unterstützung als wichtigste Komponenten der Verhaltensänderung adressiert werden.

Inhaltlich zielen Präventionsinterventionen darauf ab, Risikofaktoren zu reduzieren, Schutzfaktoren zu stärken und/oder die erfolgreiche Bewältigung von Belastungs-Beanspruchungssituationen zu ermöglichen (siehe Abschn. 2.3). Hier ist eine Vielzahl von Ansatzpunkten denkbar. Eine besonders große Bedeutung haben regelmäßige körperliche Aktivität und angemessene Ernährung (z. B. ACSM 2011; WHO 2003, 2010). Weitere bedeutsame gesundheitsrelevante Bereiche sind Rauchen, Alkohol- und Drogenkonsum, Umgang mit Stress, Sozial- und Sexualverhalten.

Im Folgenden werden die beiden Bereiche „Ernährung" und „körperliche Aktivität" differenzierter analysiert.

4.1 Ernährung

Eine gesunde Ernährung ist ein wesentlicher Faktor von Gesundheit. Falsche Ernährung wird – insbesondere in Wechselwirkung mit anderen Faktoren wie körperliche Inaktivität – als eine der Hauptursachen für viele Erkrankungen, z. B. Diabetes mellitus, einige Krebserkrankungen, kardiovaskuläre Krankheiten und Übergewicht, angesehen (z. B. WHO 2003, 2015). Eine gesunde Ernährung bezieht sich auf eine Fülle von Aspekten, z. B. die Energiezufuhr in Relation zum

© Springer Fachmedien Wiesbaden 2016
J. Wiemeyer, *Serious Games für die Gesundheit,* essentials,
DOI 10.1007/978-3-658-15472-1_4

Energieverbrauch, die Zusammensetzung der Makronährstoffe (Kohlenhydrate, Fette und Proteine), die ausreichende Zufuhr von Mikronährstoffen (z. B. Vitamine und Elektrolyte), die geeignete Auswahl und Verarbeitung von Nahrungsmitteln (z. B. Fleisch, Fisch, Obst und Gemüse) und die ausreichende Zufuhr von Flüssigkeit (DGE 2013; WHO 2015). Haupternährungsfehler sind zu ein hoher Energiegehalt der Nahrung, ein zu hoher Anteil an (ungesättigten) Fettsäuren, Einfachzuckern und Salz sowie ein zu geringer Anteil an Früchten, Gemüse und Ballaststoffen.

Das Spiel „Escape from Diab" ist ein Serious Game, mit dem das Ernährungsverhalten von Jugendlichen und jungen Erwachsenen bzgl. Obst, Gemüse und Flüssigkeit sowie ihr Bewegungsverhalten verändert werden soll. Das Spiel wurde in den USA am Bailor College of Child Medicine entwickelt und ist mittlerweile kommerziell erhältlich (Website: http://www.escapefromdiab.com/). Die Handlung wird gerahmt durch den Protagonisten Deejay (siehe Abb. 4.1), der durch einen unglücklichen Zufall in eine Parallelwelt mit dem Namen „Diab" gerät, in der ein Diktator die Menschen zu einem ungesunden Ernährungs- und Bewegungsverhalten zwingt. Er wird dabei unterstützt durch ein umfassendes Überwachungssystem und einen Apparat von martialisch gestalteten „Ordnungshütern". Der Protagonist wird zunächst von ihnen aufgegriffen, kann ihnen aber mithilfe einer Gruppe von Jugendlichen entkommen, die ihn als den möglichen Retter erkennen. Deejay soll nun eine Flucht aus Diab bewerkstelligen. Dabei muss er allerlei Hindernisse überwinden und Abenteuer bestehen, die als Nebeneffekt Ernährungs- und Bewegungswissen sowie -verhalten verbessern sollen. Die Rahmenhandlung wird jeweils immer wieder unterbrochen durch verschiedene Aufgaben und Befragungen, welche für eine angemessene Ernährung und körperliche Aktivität sensibilisieren sollen. Dem Spiel liegen mehrere didaktische Konzepte zugrunde (vgl. Baranowski et al. 2008, S. 82.e6):

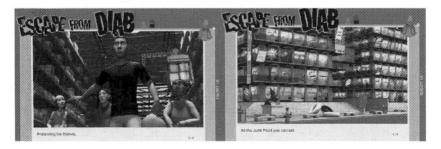

Abb. 4.1 Spiel „Escape from Diab" – links: Protagonist Deejay mit Freunden; Rechts: Regale mit Junkfood. (Archimage 2008; Abdruck mit Genehmigung der Autoren)

- *Modell-Lernen:* Der Protagonist Deejay verkörpert den Prototypen eines Menschen, der sich ideal ernährt und körperlich fit ist. Die Gruppe der Jugendlichen zeigt offene Bewunderung und Anerkennung für ihn.
- *Kognitivistische Modelle:* Das Spiel vermittelt durch die eingestreuten Aufgaben und Fragen Wissen über geeignete und ungeeignete Ernährungsweisen, mögliche Barrieren und ihre Bewältigung. Damit wird eine Vielzahl der in Kap. 2 genannten Ansatzpunkte adressiert.
- *Operantes Konditionieren:* Im Spiel wird fortlaufend korrektes virtuelles Ernährungs- und Bewegungsverhalten (z. B. die Auswahl angemessener Nahrungsmittel) belohnt (z. B. durch Anstieg der verfügbaren Energie).

Eine randomisierte kontrollierte Studie von Baranowski et al. (2011) an insgesamt 153 Kindern im Alter zwischen 10 und 12 Jahren konnte für den Verzehr von Früchten einen signifikant positiven Effekt nachweisen. Alle anderen Outcomes (Verzehr von Gemüse, Wasserzufuhr, körperliche Aktivität und Körperkonstitution) konnten durch das Spielen von zwei Videospielen (Escape from Diab und Nanoswarm; Dauer: je 9 Sitzungen à 40 min) nicht signifikant beeinflusst werden. Die Mehrzahl der Kinder (80–90 %) hatte Spaß beim Spielen.

Ein Review von Lu et al. (2016) identifizierte insgesamt 23 Studien zum Ernährungsverhalten. Dabei zielte nur etwa ein Drittel der Studien auf eine direkte Veränderung des Essverhaltens ab. Die Mehrzahl der Studien intendierte Wissens-, Einstellungs- und/oder Einschätzungsänderungen. Insgesamt waren die Effekte auf Wissen, Einstellung, Verhalten und Outcomes überwiegend positiv und klein bis mittel. Die meisten Spiele wurden auf dem PC oder dem Smartphone gespielt, wobei überwiegend Eigenentwicklungen eingesetzt wurden. Narrative Elemente wurden in einem Drittel der Spielstudien eingesetzt. Die Mehrzahl der Studien wies eine explizite theoretische Fundierung auf, wobei die sozial-kognitive Theorie am häufigsten genannt wurde. Hauptsächlich eingesetzte Settings waren die häusliche Umgebung (50 % der Studien) bzw. die Schule (33 %).

4.2   Körperliche Aktivität und Energieverbrauch

Körperliche Aktivität wird definiert als alle Bewegungsaktivitäten, welche den Energieverbrauch signifikant über das Ruheniveau hinaus erhöhen. Körperliche Aktivität umfasst sowohl Sport- als auch Freizeit- und Berufstätigkeiten. Dabei können je nach Intensität, Dauer und Anforderungen Ausdauer-, Kraft-, Schnelligkeits-, Flexibilitäts- und Koordinationsaktivitäten unterschieden werden.

Tab. 4.1 Anforderungen an körperliche Aktivität. (in Anlehnung an ACSM 2011 und WHO 2010)

Komponente	Intensität	Dauer & Wiederholungen	Häufigkeit	Umfang	Übungen
Aerobe Ausdauer	Moderat bis intensiv	20 – 60 min/d (ACSM) 60 – 150 min/ wk (WHO)	Mind. 3 – 5 d/wk	Mind. 500 – 1000 kcal/wk	Zykl. Ganzkör-per-aktivitäten
Kraftausdauer	40 – 70 % 1-WM (je nach Niveau)	8 – 20 (je nach Intensität und Niveau)	2 – 3 d/wk	2 – 4 Sätze á 8 – 20 Wiederholungen	Hauptmuskel-gruppen (Haltung)
Flexibilität	Submaximal	10 – 30 s Halten pro Übung	Mind. 2 – 3 d/wk	2 – 4 Wiederholungen pro Übung	Hauptmuskel-Sehnengruppen
Koordination	unbekannt	Mind. 20 – 30 min/d	Mind. 2 – 3 d/wk		Gleichgewicht, Gang, Sturzprävention, Präzisionsleistungen

Legende: d – Tag; wk – Woche; min – Minuten; s – Sekunden; 1-WM – Einer-Wiederholungsmaximum (= Gewicht, das gerade einmal gehoben werden kann)

Regelmäßige körperliche Aktivität – und hier insbesondere aerobe Ausdaueraktivitäten – hat eine Fülle von positiven Langzeiteffekten. So verbessern sich die Funktionen des Herz-Kreislauf- und Atmungssystems, des Blutes, des Immunsystems, des vegetativen und hormonellen Systems, des Muskelsystems sowie des Gehirns (insbesondere sensomotorische Kontrolle sowie Wahrnehmungs-, Denk-, Planungs-, Kontroll- und Gedächtnisfunktionen). Sekundäreffekte sind z. B. reduzierte Risiken für Übergewicht, Adipositas, Metabolisches Syndrom sowie Herz-Kreislauf- und verschiedene Krebserkrankungen (Rütten et al. 2005; Schlicht und Brand 2007). Vorhandene Reviews und Meta-Analysen weisen positive Effekte sowohl bei Kindern, Jugendlichen und jungen Erwachsenen (z. B. Verburgh et al. 2014) als auch bei älteren Erwachsenen ohne und mit neurologischen Beeinträchtigungen nach (z. B. Angevaren et al. 2008; Orgeta et al. 2010). Die positiven Effekte von regelmäßiger körperlicher Aktivität scheinen dabei spezifischen Dosis-Wirkungs-Beziehungen zu unterliegen (z. B. Kesaniemi 2001). Die meisten Dosis-Wirkungs-Beziehungen sind nicht-linear; häufig muss zunächst eine Mindestdosis erreicht werden, um Effekte zu erzielen. Diese sind dann aber vergleichsweise groß und schwächen sich entweder bei weiterer Erhöhung der Dosis ab (Sättigungseffekt; z. B. Herz-Kreislauf- und Stoffwechseleffekte; Aune et al. 2015) oder verkehren sich ins Gegenteil (erhöhtes Krankheitsrisiko; z. B. Gesamtmortalität und Immunsystem; Arem et al. 2015).

Regelmäßige körperliche Aktivität sollte sich an angemessenen Qualitäts- und Quantitätsanforderungen orientieren (siehe Tab. 4.1). Neben Kraftausdauerübungen für die wichtigsten Haltemuskeln und Gelenksysteme (z. B. Schultergürtel, Rumpf und Beckengürtel) ist ein regelmäßiges aerobes Ausdauertraining (z. B. Walking, Laufen, Schwimmen oder Radfahren) ein unverzichtbarer Baustein eines gesundheitsorientierten körperlichen Trainings. Die Beweglichkeit in den großen Gelenksystemen (besonders Rumpf, Schulter- und Beckengürtel) sollte ebenfalls regelmäßig trainiert werden; hier ist – wie beim Kraftausdauer- und Koordinationstraining – ein Training ausreichend, das alle zwei Tage stattfindet. Beim Koordinationstraining sollten vor allem Ganzkörperübungen eingesetzt werden, welche das Gleichgewicht, die räumliche Orientierung und kinästhetische Differenzierung sowie die Bewegungspräzision fordern und fördern.

Mittlerweile existiert eine Fülle von digitalen Spielen, deren Spielmechanik Aktionen großer Muskelgruppen oder des gesamten Körpers erfordern. Diese Spiele werden als Bewegungsspiele oder Exergames bezeichnet. Die Bewegungen der Spielenden werden entweder mithilfe spezieller 3D-Kameras aufgezeichnet (z. B. Microsoft Kinect oder Sony Eyetoy) oder mithilfe spezieller Bewegungssensoren gemessen (z. B. Nintendo Wii oder Sony Move).

In Abb. 4.2 ist das Exergame ErgoActive dargestellt, bei dem ein Fahrradergometer als Interface fungiert. Bei diesem Spiel ist es die Aufgabe des Spielenden, durch geeignete Trittfrequenz die Höhe einer Taube so zu kontrollieren, dass sie von rechts heranfliegende Briefe fangen kann. Für jeden gefangenen Brief werden Punkte vergeben. Da die Trittfrequenz direkt die Flughöhe der Taube steuert, kann über die Höhe der Briefe die gewünschte Trittfrequenz und über die Trittfrequenz die Beanspruchung (z. B. Herzfrequenz) gesteuert werden.

Eine besondere Herausforderung von Exergames ist die gezielte Ansteuerung trainings- bzw. gesundheitsförderlicher Beanspruchungsintensitäten: Die Spielenden sollen weder unter- noch überfordert werden. Die vorliegenden Überblicksarbeiten und Metaanalysen (Biddiss und Irwin 2010; Peng, Lin und Crouse 2011; Peng, Crouse und Lin 2013; LeBlanc et al. 2013; Deutsch et al. 2015) zeigen übereinstimmend, dass durch Exergames geringe bis mittlere Anstiege des Energieverbrauchs erzielt werden (siehe Abb. 4.3). Es wurden verschiedene Einflussfaktoren ermittelt:

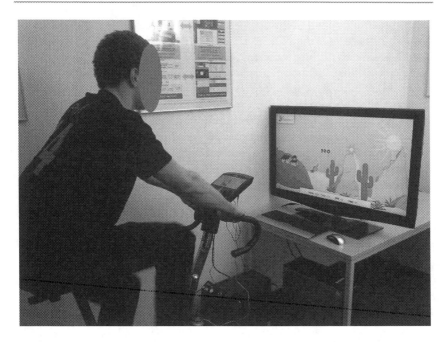

Abb. 4.2 Bewegungsspiel ErgoActive. (Abdruck mit Genehmigung der Autoren)

- *Körperregion:* Der Energieverbrauch war bei Spielen für die obere Extremität signifikant geringer als bei Spielen für die untere Extremität.
- *Alter:* Bei Kindern und Jugendlichen zwischen 6 und 17 Jahren zeigten sich größere Effekte als bei Erwachsenen.
- *Geschlecht:* In mehreren Studien wurden Geschlechts-Differenzen (mit unterschiedlichen Richtungen) gefunden.
- *Gesundheitszustand:* Bei Patienten mit neurologischen Erkrankungen (z. B. Schlaganfall und Zerebralparese) zeigen sich deutlich geringere Energieverbrauchswerte als bei gesunden Menschen.

Eine Meta-Analyse von Gao et al. (2015) untersuchte 35 Studien zum Einsatz von Bewegungsspielen im Vergleich zu Laborübungen (z. B. Laufband- oder Fahrradergometertraining) und normaler körperlicher Aktivität (z. B. Aerobic oder Joggen) bei Kindern und Jugendlichen. Die Autoren fanden intensitätsabhängige Kurzzeiteffekte von Bewegungsspielen im Vergleich zu kontrollierten Laborübungen. Mit steigender Intensität kehrte sich der anfängliche Vorteil von

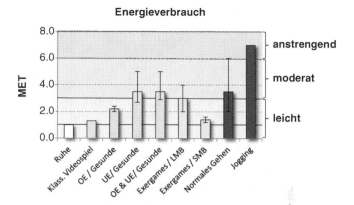

Abb. 4.3 Energieverbrauch (in MET; siehe Fußnote 3) in Ruhe und bei verschiedenen Spiel- und Bewegungsaktivitäten. (OE – Obere Extremität; UE – Untere Extremität; LMB – leichte mentale Beeinträchtigung; SMB – starke mentale Beeinträchtigung). Dargestellt sind die Mittelwerte (± Minimum/Maximum)

Bewegungsspielen gegenüber Laborübungen um. Bewegungsspiele waren normaler körperlicher Aktivität im Hinblick auf Fitnessparameter und Einstellung leicht überlegen (geringe bis mittlere Effektgrößen).

Insgesamt zeigen die vorliegenden Befunde ein klares Bild: Durch Bewegungsspiele kann der Energieverbrauch signifikant gesteigert werden. Bewegungsspiele rufen eher eine niedrige bis moderate Beanspruchung hervor. Die Beanspruchung ist vergleichbar mit einem normalen bis zügigen Gehen. Die Steigerungsrate hängt u. a. vom Spiel, der Spielstufe bzw. -intensität und vom mentalen Gesundheitszustand ab. Bewegungsspiele zeigen einen kurzfristigen Motivationseffekt, der sich nicht automatisch in einer langfristigen Steigerung der körperlichen Aktivität niederschlägt. Bewegungsspiele sind einem traditionellen Training nur auf niedrigen Intensitätsstufen überlegen.

4.3 Allgemeine Überblicksarbeiten

Zum präventiven Einsatz von Serious Games existieren einige narrative und systematische Reviews (z. B. Lager und Bremberg 2005; Baranowski et al. 2008; Wiemeyer 2010; Larsen et al. 2013); diese bestätigen einerseits das prinzipielle Potenzial von DG4H für die Verbesserung von räumlicher Wahrnehmung und Reaktion, Gleichgewichtsfähigkeit, Ernährungswissen und -verhalten, Asthma-Prävention und

Tab. 4.2   Überblick über die Präventionseffekte von DG4H

Indikator	Verhalten und Outcomes	Wissen und Einstellung
Ernährung	++	++
Körperliche Aktivität	+ (Erwachsene > Kinder)	++ (zeitabhängiger Abfall der Motivation)
Energieverbrauch	++ (gering bis moderat; Kinder > Erwachsene)	k.A.
Reaktionsfähigkeit	++	k.A.
Räumliche Fähigkeiten (einschließlich Gleichgewicht)	++	k.A.
Motorische Grundfertigkeiten	+ (vergleichbar mit traditionellen Methoden)	k.A.
Aggression	+	k.A.

++ starke Evidenz; + schwache Evidenz; - fehlende Evidenz; k.A. – keine Angaben

Energieverbrauch, andererseits aber auch eine insgesamt unbefriedigende Befundlage. Eine aktuelle Meta-Analyse von DeSmet et al. (2014) untersuchte die Gesamteffekte von 54 DG4H-Studien auf gesundheitsorientiertes Verhalten, welches in vier Kategorien klassifiziert wurde: gesunde Ernährung und körperliche Aktivität, Gesundheitsverantwortung und -erhaltung (z. B. Zahnpflege und regelmäßige Arztbesuche), Sozialverhalten (z. B. Pflege von Freundschaften) sowie mentale Gesundheitsmaßnahmen (z. B. Umgang mit Stress). Diese Variablen wurden zu zwei Zeitpunkten erhoben: relativ kurz nach dem Treatment (im Durchschnitt 18,6 Tage danach) und mit einem größeren zeitlichen Abstand (nicht spezifiziert). Die Autoren fanden einen kleinen kurzfristigen positiven Effekt von DG4H[1] auf den gesunden Lebensstil und dessen Einflussfaktoren, während der kurzfristige Effekt auf die klinischen Outcomes deutlich geringer ausfiel. Die (geringen) Langzeit-Effekte von DG4H auf die Einflussfaktoren und die klinischen Outcomes waren stabil, nicht aber die – anfangs hohen – Verhaltenseffekte. Ernährungsverhalten und körperliche Aktivität blieben relativ stabil, ebenso wie das Wissen. Deutliche Rückgänge vom ersten zum zweiten Testzeitpunkt

---

[1]In der Studie wurden ausschließlich spezifisch als Gesundheitsintervention entwickelte Serious Games berücksichtigt. Kommerzielle Spiele wie Nintendo Wii fit® oder Microsoft Kinect® wurden ausgeschlossen.

wiesen Einstellungen, Selbstwirksamkeitsüberzeugungen, Fertigkeiten und Intentionen auf. Eine umfassende Analyse möglicher Moderatoren ergab, dass spieltheoretisch fundierte Interventionen Verhaltensvorhersagemodellen deutlich überlegen waren. Des Weiteren zeigten sich geringe tendenzielle Vorteile von individualisierten Interventionen. Regressionsanalysen bestätigten den zeitabhängigen Abfall von Verhaltensänderungen und ihrer Einflussfaktoren. Insgesamt weist auch die Meta-Analyse von DeSmet et al. (2014) eher geringe und zeitlich instabile Effekte auf das Gesundheitsverhalten und seine Einflussfaktoren nach.

Norris et al. (2016) untersuchten die Effekte von Bewegungsspielen im Schulkontext. Die überwiegende Zahl der insgesamt 22 Studien zeigte positive Kurz- und Langzeiteffekte auf die körperliche Aktivität, die Körperkonstitution und das motorische Fertigkeitsniveau; allerdings wiesen die Studien mehrheitlich eine geringe methodische Qualität auf.

Die Befunde sind noch einmal in Tab. 4.2 zusammengefasst:

- Sehr gut belegte Verhaltens- und Outcome-Effekte sind für die Bereiche Ernährung, Energieverbrauch, Reaktionsfähigkeit und räumliche Fähigkeiten feststellbar.
- Die Befundlage zu habitueller körperlicher Aktivität (langfristig), motorischen Grundfertigkeiten (Transfer) und Aggression zeigt eine (noch) schwache Evidenz für die Effektivität von DG4H.
- Positive Effekte auf Wissen und Einstellung wurden nur für die Bereiche Ernährung und körperliche Aktivität geprüft und nachgewiesen.

Damit zeigt sich insgesamt, dass DG4H zwar durchaus positive Effekte erzielen können. Diese müssen aber immer wieder aufgefrischt werden. Ein ungelöstes Problem ist somit die Nachhaltigkeit der Effekte.

4.4 Praktische Empfehlungen zum Einsatz von DG4H in der Prävention

Aus den oben dargestellten Analysen lassen sich die folgenden praktischen Empfehlungen für den Einsatz von DG4H ableiten:

- DG4H können wirksam zur Prävention eingesetzt werden. Besonders erfolgversprechend ist der Einsatz von DG4H im Bereich der Ernährung, der Gleichgewichtsschulung und der körperlichen Aktivität – insbesondere bei einem niedrigen Ausgangsniveau.
- Die Spiele sollten gezielt in Abhängigkeit von den Eigenschaften der Spielenden (Alter, Geschlecht, Niveau der kognitiven und motorischen Kompetenzen, Interessen etc.) ausgewählt und eingesetzt werden. Besonders die Präferenzen der Zielgruppe bzgl. Content und Spielkontext sollten berücksichtigt werden.
- Die Spiele sollten in Settings bzw. Lebenswelten gespielt werden, die eine nachhaltige Bindung ermöglichen (z. B. Spielabende oder –nachmittage im Altenheim oder im Verein). Der Spiel-Charakter muss im Vordergrund stehen. Das gemeinsame kooperative Spielen sollte Vorrang vor dem kompetitiven Einzelspiel haben (z. B. Marker und Staiano 2015).
- Die Spiel-Anwendung sollte ganzheitlich und theoriegeleitet erfolgen; neben den „reinen" Gesundheitseffekten müssen die sozialen, physischen und psychischen Aspekte angemessen und systematisch berücksichtigt werden, z. B. das Bedürfnis nach Kompetenz-, Selbstständigkeits- und Sozialerfahrungen. Elemente wie die Planung, motivierendes Feedback hinsichtlich Engagement und Erfolg, geeignete Instruktionen sowie die Anregung sozialer Vergleiche wirken sich sowohl positiv auf die Selbstwirksamkeit als auch das Engagement aus (siehe Abschn. 2.3).
- Die Spiele müssen individualisiert und personalisiert ausgewählt und eingesetzt werden. Dies bezieht sich sowohl auf die Spielkonsolen bzw. Spielinhalte als auch auf die gewählte Schwierigkeitsstufe sowie evtl. einzusetzende Hilfsmittel (z. B. Stabilisierungshilfe beim Training auf dem Balance-Board).
- Eine ausreichende Qualitätssicherung (Struktur-, Prozess- und Ergebnisqualität) ist erforderlich, welche sich auf alle Aspekte der Spielanwendung bezieht, z. B. Raum, Spieltechnik und Betreuungspersonal.
- Da DG4H vor allem auf niedrigem Niveau positive Effekte hervorrufen, können sie als „Türöffner" für weitere Interventionen dienen, die über die Spiele hinausgehen, z. B. gezielte Gleichgewichts–, Kraft- und Koordinationsübungen.

Serious Games als Rehabilitations- bzw. Therapiemittel

5

Das therapeutische Einsatzspektrum vom DG4H ist sehr breit. Es reicht vom Einsatz von DG4H im Bereich der Schmerztherapie über die Krebstherapie bis hin zur Neurorehabilitation. Erste Publikationen erschienen in den späten 1980er Jahren; sie dokumentierten den Einsatz von digitalen Spielen zur Ablenkung von Schmerzen nach Verbrennungen (Adriaenssens et al. 1988) oder Übelkeit (Redd et al. 1987).

Zwei Anwendungsbereiche werden hier differenzierter vorgestellt: die Krebstherapie und die Neurorehabilitation.

5.1 Krebs-Therapie

Krebs ist eine Erkrankung, welche in der ICD-10 unter „bösartige Neubildungen" (C00 – C97; DIMDI 2015, Kap. II) geführt wird. Im Prinzip handelt es sich hier um ein unkontrolliertes Wachstum bzw. die unkontrollierte Verbreitung von Zellen (z. B. Oberleithner 2007, S. 22). Krebs ist – nach Herz-Kreislauferkrankungen (ca. 39 %) – mit ca. 27 % die zweithäufigste Todesursache sowohl in Deutschland als auch weltweit (Statista 2016b). Die Therapie von Krebs beinhaltet häufig den Einsatz von zytotoxischen Medikamenten („Chemotherapie"), Strahlentherapie und längere Klinikaufenthalte. Diese Therapien zeigen eine Reihe von physischen und psychischen Nebenwirkungen und erfordern von den betroffenen Patienten ein hohes Ausmaß an Disziplin und Durchhaltevermögen. Da liegt es nahe, DG4H einzusetzen, um einerseits über Einstellung, Motivation und Wissen die Lebensqualität zu erhöhen und die Compliance zu unterstützen und andererseits die körperliche Aktivität zu steigern (Govender et al. 2015).

© Springer Fachmedien Wiesbaden 2016
J. Wiemeyer, *Serious Games für die Gesundheit,* essentials,
DOI 10.1007/978-3-658-15472-1_5

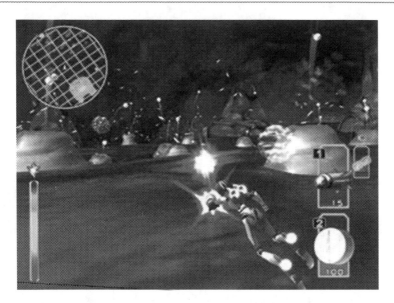

Abb. 5.1 Kampfszene aus dem Spiel „Re-Mission". (HopeLab 2016; Abdruck mit Genehmigung von HopeLab)

Erste Fallberichte dokumentieren z. B. – wie bereits erwähnt – die positiven Effekte von 10minütigen Einsätzen von Videospielen auf Übelkeits- und Angstzustände (Redd et al. 1987). Govender et al. (2015) berichten über eine Fülle weiterer – häufig kommerziell erhältlicher – Spiele, welche in der Krebstherapie von Kindern, Jugendlichen und Erwachsenen erfolgreich zu Motivations- und Ablenkungszwecken und physischen Trainingszwecken eingesetzt werden, z. B. Tanz-, Bewegungs- und Sportspiele.

Als Best-Practice-Beispiel im Bereich der DG4H gilt allgemein das von HopeLab entwickelte Computerspiel „Re-Mission". Dieses Spiel wurde speziell für den Einsatz in der Krebstherapie von Jugendlichen und jungen Erwachsenen entwickelt. Hauptfigur in dem Shooter-Spiel ist der Nanoroboter Roxxi (siehe Abb. 5.1). Roxxi hat die Aufgabe, in verschiedenen Missionen unterschiedliche Krebsarten zu bekämpfen. Zur Bekämpfung stehen Roxxi verschiedene Waffen (analog zu verschiedenen Therapieformen: z. B. Strahlungs- und chemische Waffen) zur Verfügung. Roxxi kann sich im Organismus frei bewegen. Die Bewegungen und der Einsatz der Waffen werden von den Spielenden über die Tastatur gesteuert. Roxxi wird bei ihren Missionen durch einen Lehrer unterstützt. Zur

Orientierung stehen Roxxi eine Reihe von Informationen zur Verfügung, z. B. zur eigenen Position im Organismus des Patienten (siehe Abb. 5.1 – links oben), zum aktuellen Zustand des Patienten (z. B. Befinden und Herzfrequenz) und dem Zustand ihrer Waffen. Das Spiel ist frei über das Internet verfügbar (URL: http://www.re-mission.net/). Mittlerweile ist eine zweite Version (Re-Mission 2; Sammlung von 6 Minispielen zur Bekämpfung von Krebs) verfügbar. Re-Mission 2 ist auch als mobile Spielversion für Smartphones erhältlich.

In einer umfangreichen klinischen Studie mit insgesamt 375 weiblichen und männlichen Krebspatienten im Alter zwischen 13 und 29 Jahren untersuchten Kato et al. (2008) die Effekt eines dreimonatigen Einsatzes von Re-Mission (im Vergleich zum Videospiel „Indiana Jones"). Dabei konnten die Autoren nachweisen, dass die Re-Mission-Gruppe eine höhere Disziplin bei der Befolgung der Therapie (Nachweis über die Blutwerte), einen höheren Wissenszuwachs über Krebs (Wissenstest mit 18 Multiple-Choice-Fragen) und eine höhere Krebs-spezifische Selbstwirksamkeitsüberzeugung aufwies. Keine Unterschiede zeigten sich in der Lebensqualität und der selbst berichteten Therapietreue. Allerdings zeigten sich einerseits eine hohe Aussteigerquote (Re-Mission: 17 %; Indiana Jones: 21 %) und andererseits Probleme, die vorgegebene Spielzeit (mindestens 1 Stunde pro Woche) einzuhalten (Re-Mission: 33 %; Indiana Jones: 22 %).

5.2 Neurologische Erkrankungen

Neurologische Erkrankungen umfassen eine Fülle von Schädigungen des zentralen und peripheren Nervensystems (Quester 2015; DIMDI 2015). Neurologische Erkrankungen machen in Europa ca. 10 % der Erkrankungen aus (Statista 2016a). Von neurologischen Erkrankungen können im Prinzip alle Funktionen des Nervensystems betroffen sein, z. B. sensorische, motorische, kognitive und emotionale Funktionen. Je nach Lokalisation und Ausmaß der Schädigungen können entweder einzelne oder mehrere Funktionen beeinträchtigt sein. Ebenso vielfältig wie die Erkrankungen sind auch ihre Ursachen; diese reichen von Entzündungen und Tumoren über Blutungen und Durchblutungsstörungen bis zu traumatischen Gewalteinwirkungen von außen. Beispiele für neurologische Erkrankungen sind Schlaganfall, Multiple Sklerose, Morbus Parkinson, Gehirnerschütterung bzw. -prellung und demenzielle Erkrankungen wie Morbus Alzheimer (Quester 2015).

Ein Bereich, in dem DG4H besonders häufig eingesetzt werden, ist die Bewegungstherapie. Die besondere Herausforderung in diesem Bereich wird durch das folgende Zitat gut verdeutlicht: „... Training muss herausfordernd, repetitiv, aufgabenspezifisch, motivierend, salient und intensiv sein" (Saposnik und Levin

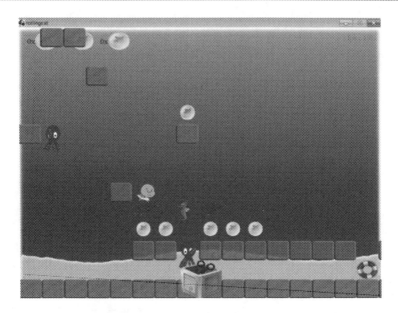

Abb. 5.2 Beispiel für ein Bewegungsspiel in der Neurorehabilitation. (aus Hocine 2014, S. 58; mit freundlicher Erlaubnis der Autorin)

2011, S. 1380; Übersetzung J.W.). Gerade die Durchführung zahlreicher Wieder-holungen einer Bewegung kann schnell zu Motivationsproblemen führen. Hier kann der Einsatz abwechslungsreicher Bewegungsspiele in wechselnden Kontex-ten und mit dynamisch angepassten Schwierigkeitsgraden eine sinnvolle Alterna-tive zu traditionellen Rehabilitationsübungen darstellen.

Abb. 5.2 zeigt das Beispiel eines Spiels, welches für den Einsatz in länger dauernden Rehabilitationsphasen (3 bis 6 Monate) entwickelt wurde. Die Auf-gabe der Spielenden besteht darin, mit Hilfe von zweidimensionalen Zeigebe-wegungen Ziele zu berühren, welche in unterschiedlichen Entfernungen und Richtungen positioniert sind. Durch Berühren dieser Ziele (Hindernisse), z. B. Seepferdchen oder Krabbe, die die Wege des Spielenden zum Ziel (Edelstein) blockieren, werden diese Hindernisse beseitigt und die Spielfigur (Schildkröte; grüne Figur in der Mitte von Abb. 5.2) kann ihren Weg fortsetzen. Als Interface werden eine Maus und ein Grafiktablett eingesetzt, auf dem der Spielende seine Hand in zwei Dimensionen verschiebt.

Die Schwierigkeit der Bewegungsaufgabe kann – neben Entfernungs- und Richtungsänderung – durch Manipulation des Zeitdrucks variiert werden. In

Abhängigkeit vom Leistungsniveau der Spielenden können diese drei Parameter systematisch verändert werden, um stets eine optimale Passung von Anforderung und Leistungsniveau zu erreichen. Als zusätzliche Anreize, um weiter entfernte Ziele zu erreichen, werden Belohnungen (Gold- und Silbermünzen) eingesetzt.

Zentrales Element der Spielkonzeption von Hocine (2014) ist eine dynamische Anpassung der Aufgabenschwierigkeit (DAA). Dazu wird ein Spielprofil angelegt und fortwährend aktualisiert. Kern ist eine auf der Grundlage der Spielleistungen ständig aktualisierte „ability zone", welche das aktuelle Koordinationsniveau des Spielenden als Wahrscheinlichkeiten, bestimmte Zielpositionen zu erreichen, modelliert.

Hocine (2014) überprüfte ihr Spielkonzept an 2 weiblichen und 5 männlichen Schlaganfallpatienten im Alter zwischen 38 und 73 Jahren. Drei verschiedene Schwierigkeitsstrategien wurden eingesetzt: DAA, ansteigende Schwierigkeit und zufällige Variation der Schwierigkeit. Dabei zeigten sich sowohl in Bezug auf die Spielleistung (bearbeitete und erfolgreich gelöste Aufgaben, erreichte Distanz) als auch auf das Spielerlebnis (höhere Präferenz für das DAA-Spiel) signifikante Vorteile der DAA-Strategie. Die Spielzeit wurde im Vergleich zur realen Spielzeit (20 min) signifikant unterschätzt (DAA-Spiel: Mittelwert = 10,5 min; andere Spiele: Mittelwert = 13 min). Die Schwierigkeit des DAA-Spiels wurde auf einer fünfstufigen Skala (0 – nicht schwierig; 4 – extrem schwierig) als mittel (2) eingeschätzt (ansteigend: 3 = ziemlich schwierig; zufällig: 1 = leichte Schwierigkeit). Damit konnten die positiven Kurzzeiteffekte auf Leistung und Motivation an einer kleinen Stichprobe bestätigt werden.

Zum Einsatz von DG4H in der Neurorehabilitation wurde eine neuere Überblicksarbeit publiziert. Wiemeyer (2014a, b) analysierte insgesamt 34 Untersuchungen, in denen DG4H im Rahmen der Neurorehabilitation eingesetzt wurden. Die überwiegende Zahl der Studien (22) bezog sich auf Schlaganfallpatienten, während weitere Erkrankungen (Zerebralparese, Rückenmarksverletzungen, traumatische bzw. erworbene Hirnverletzungen) nur vereinzelt untersucht wurden. Lediglich 21 Studien erfassten überhaupt Effekte auf motorische Leistungen (davon 4 experimentelle Studien mit Bedingungskontrolle); von diesen berichteten 17 Studien positive Effekte, besonders bei Bewegungen der oberen Extremität (7 Studien) und beim Gleichgewicht (4 Studien). Es war keine Studie zu finden, die das Spiel(er)erlebnis erfasste; lediglich 13 Studien erfragten die Einstellung, davon erhielten 10 Studien positive Resultate zugunsten der Spielintervention. Insgesamt ist die Befundlage sehr unbefriedigend: Qualitativ hochwertige Studien sind selten, und das Spielerlebnis wurde vernachlässigt. Mit diesen Einschränkungen kann man aber dennoch das Potenzial von DG4H für die Neurorehabilitation (insbesondere nach Schlaganfall) erkennen.

5.3   Überblicksarbeiten

Zwei Überblicksarbeiten zum Einsatz von DG4H in der Rehabilitation zeigen ebenfalls das prinzipielle Potenzial von Spielinterventionen für die Rehabilitation. Auch diese Arbeiten beklagen die unbefriedigende Befundlage sowie die geringe methodische Qualität der vorliegenden Studien.

Rego et al. (2010) geben einen qualitativen Überblick über den aktuellen Stand von Serious Games im Bereich der Rehabilitation. Die Autoren betonen die prinzipielle Bedeutung von DG4H für die kognitive und motorische Aktivierung (Engagement) und die Aufmerksamkeits(ab)lenkung sowie der systematischen Manipulation des Schwierigkeitsgrades für die individuelle Herausforderung. Weiterhin ermittelten die Autoren die folgenden Kriterien für die Klassifikation von DG4H:

- Einsatzgebiete
- Interaktionstechnologie
- Spiel-Interface
- Zahl der Spielenden
- Spiel-Genre
- Anpassbarkeit
- Leistungsrückmeldung
- Überwachung des Leistungsfortschritts
- Spiel-Portabilität

Staiano und Flynn (2014) analysierten insgesamt 64 Studien zum Einsatz von Bewegungsspielen in verschiedenen Rehabilitationsfeldern, besonders bei Gleichgewichts- und Mobilitätsstörungen, Schlaganfall und Zerebralparese. Es wurden überwiegend kommerziell erhältliche Spiele bzw. Spielkonsolen eingesetzt (59 Studien), während nur 5 Studien speziell entwickelte Spiele untersuchten. Insgesamt wurden für die Verbesserung von Gleichgewichtsleistungen und Gleichgewichtsvertrauen überwiegend positive Effekte gefunden (vgl. auch Kliem und Wiemeyer 2014). Auch für die Einsatzbereiche „Schlaganfall" und „Zerebralparese" wurden insgesamt positive Effekte auf fein- und großmotorische Leistungen, Bewegungsfunktionen sowie körperliche Aktivität gefunden. Auch Einzelstudien zu weiteren Zielgruppen (z. B. Amputierte, Brandverletzte, Krebspatienten) erbrachten positive Effekte auf Leistung, Funktionskapazität und körperliche Aktivität. In fast allen Bereichen konnten die positiven Effekte von DG4H auf die Motivation und das Engagement – zumindest kurzfristig – bestätigt werden.

Tab. 5.1   Überblick über die Rehabilitationseffekte von DG4H

Krankheit/Therapie	Verhalten und Diagnostik	Einstellung und Motivation
Schlaganfall	++	++
Zerebrale Lähmung	++	+
Allgemeine Mobilititäts- und Gleichgewichtsstörungen	++	+
Multiple Sklerose	+	k.A.
Morbus Parkinson	+	k.A.
Rückenmarksläsionen	+	+
Erworbene/ traumatische Hirnverletzungen	+	+
Extremitäten-Einschränkungen/ Amputationen	+	+
Krebs	+	+
Verbrennungen	+	++

++ starke Evidenz; + schwache Evidenz; - fehlende Evidenz; k.A. – keine Angaben

Die vorliegenden Befunde können damit zu folgenden Schlussfolgerungen verdichtet werden (siehe Tab. 5.1):

- Starke Evidenz liegt für die Bereiche Schlaganfall, Zerebralparese und allgemeine Mobilitäts- und Gleichgewichtsstörungen vor, während die Evidenz in den anderen in Tab. 5.1 aufgeführten Bereichen schwach ist.
- Positive Effekte auf die Einstellung wurden vor allem für Schlaganfall- und Verbrennungsanwendungen gefunden. In den weiteren Bereichen ist die Evidenz entweder schwach oder nicht vorhanden.

5.4   Praktische Empfehlungen

Aus den vorliegenden Befunden und Erfahrungsberichten kann man die folgenden Empfehlungen für den praktischen Einsatz von DG4H in der Rehabilitation ableiten (vgl. auch Wiemeyer et al. 2015):

- DG4H können wirksam in der Rehabilitation eingesetzt werden. Besonders erfolgversprechend sind die folgenden Anwendungsgebiete: Schlaganfall, Zerebralparese und allgemeine Mobilitäts- und Gleichgewichtsstörungen.
- Interaktionstechnologie und Spiel-Interface müssen den jeweiligen individuellen Bedingungen der betroffenen Patientinnen und Patienten angepasst werden. Hier sollte vor dem ersten Spielen ein umfassendes Assessment unter Verwendung der einschlägigen Methoden erfolgen. Ausgangssituation, Potenziale und mögliche Barrieren müssen früh erkannt werden, um sie von Beginn an systematisch im Rehabilitationsprozess zu berücksichtigen. Hier sind auch Fragen der persönlichen Sicherheit (Angst vor Verletzung) sowie persönliche Überzeugungen (Beispiel: „In meiner Situation ist ein Training sinnlos.") zu berücksichtigen.
- Häufig ist es erforderlich, die Spieleigenschaften (z. B. Spielgeschwindigkeit oder Eingabegeräte) anzupassen oder Hilfsmittel (z. B. Gleichgewichtshilfe) einzusetzen, um die Anforderungen des Spiels an die individuellen Möglichkeiten und Bedürfnisse der Patientinnen und Patienten anzupassen. Deshalb sollte auf jeden Fall eine Anpassbarkeit des Spiels gegeben sein.
- Rehabilitation mit Hilfe von DG4H sollte sich auf bewährte theoretische Grundlagen stützen (kritisch: Lazem et al. 2015). Dies gilt sowohl für die spezifische Intervention (Krankheit und therapeutische Methoden bzw. Ansätze) als auch allgemein. Die bereits in Abschn. 2.3 erwähnten Faktoren für die Bindung an gesundheitsorientiertes Verhalten können durch Wahl von Spielen und Spielkontexten (allein oder gemeinsam, in Kooperation und/oder im Wettbewerb), die den eigenen Bedürfnissen und Präferenzen entsprechen, gestärkt werden. Die Auswahl sollte in enger Abstimmung mit den Betroffenen erfolgen. Weiterhin ist es wichtig, den jeweiligen Leistungsfortschritt zu dokumentieren und motivierend zu interpretieren (Beispiel: „Sie haben ja schon in kurzer Zeit Ihre Leistung gesteigert – das ist für Personen in Ihrer Situation sehr gut."). Auch sollten Informationsquellen erschlossen werden, die die positiven Effekte erfahrbar machen, z. B. im Alltag (Beispiel: „Merken Sie, dass Ihnen das Treppensteigen leichter fällt?").
- Spiel-Portabilität ist ein wichtiger Mehrwert von DG4H. Portable bzw. mobile Spiele können ggf. in bestimmten Rehabilitationsphasen auch zuhause (Reha@home) durchgeführt werden. Bisherige Befunde zeigen, dass diese Form der Rehabilitation – unter bestimmten Bedingungen (einfache Handhabung, angepasste technische Funktionen, angemessene Schwierigkeitsanpassung und kurze Antwortzeiten; Wiemeyer 2014b) – eine sinnvolle Erweiterung der Rehabilitation darstellen, welche von Patienten und Therapeuten gleichermaßen akzeptiert werden.

Zusammenfassung und Ausblick 6

Gesundheit ist ein komplexes Konstrukt, das sich in einer individuellen Ausprägung und Dynamik auf psychischer, physischer und sozialer Ebene zeigt. Es gibt zahlreiche Modelle der Gesundheit und des Gesundheitsverhaltens. Damit bietet sich für Serious Games ein breites Anwendungsfeld, sowohl in der Prävention als auch in der Rehabilitation und Therapie.

Serious Games weisen eine Reihe von Potenzialen auf, z. B. die Unterstützung motivationaler, volitionaler und emotionaler Mechanismen. Die besondere Herausforderung von Serious Games ist in ihrer Doppelmission zu sehen: Serious Games müssen nachweisbare und möglichst nachhaltige Gesundheitseffekte erzielen, ohne das Spielerlebnis zu korrumpieren.

Serious Games sind kein Allheilmittel für die Gesundheit. Die Analyse der zahlreichen vorhandenen Studien zeigt, dass zwar für bestimmte Bereiche bereits substanzielle Evidenz zur (kurzfristigen) Wirksamkeit von Serious Games vorliegt, z. B. bei Gleichgewicht, Ernährung, räumlichen Fähigkeiten und Reaktionsfähigkeit sowie in der Krebstherapie und Neurorehabilitation. Allerdings ist die methodische Qualität der Mehrzahl der Studien sehr gering, sodass in vielen Fällen eher ein Wirksamkeitspotenzial eröffnet als ein belastbarer Wirksamkeitsnachweis erbracht wird. Des Weiteren werden selten die Effekte auf das Spielerleben ausreichend differenziert geprüft. Auch Studien zur Nachhaltigkeit der Effekte sind kaum vorhanden. Hier müssen in Zukunft weitere Studien mit einer höheren methodischen Qualität durchgeführt werden, die sowohl das Spielerleben stärker berücksichtigen als auch die Nachhaltigkeit der Effekte überprüfen. Des Weiteren ist bisher kaum erforscht, in welchen Settings bzw. Lebenswelten der Einsatz von Serious Games für die Gesundheit besonders erfolgversprechend ist. Vor allem soziale Spielkontexte und das Spielen zuhause sind noch kaum erforscht. Auch die theoretische Fundierung der eingesetzten Spiele sowie der

© Springer Fachmedien Wiesbaden 2016
J. Wiemeyer, *Serious Games für die Gesundheit,* essentials,
DOI 10.1007/978-3-658-15472-1_6

Einsatzszenarien könnte noch systematischer erfolgen. Nur wenn die bekannten bio-psycho-sozialen Wechselwirkungen gezielt in die Spielinterventionen einbezogen werden, kann eine hohe Qualität von Serious Games für die Gesundheit gewährleistet werden.

Als zentrale Leitlinien für den Einsatz von Serious Games für die Gesundheit wurden u. a. Personalisierung und Individualisierung, Unterstützung des Spielerlebens durch klare Ziele, unmittelbares Feedback über Leistungsfortschritte, Anreize und Belohnungen, Kooperation und Wettbewerb sowie dynamische Anpassung der Schwierigkeit identifiziert.

Serious Games sind eine sinnvolle Ergänzung, aber kein Ersatz bestehender Präventions- und Therapieformen. Sie können in bestehende Konzepte integriert werden und so ein Baustein unter vielen sein, um die Gesamtqualität von Prävention und Rehabilitation bzw. Therapie zu erhöhen. So könnten sich z. B. ernsthafte und spielerische Elemente ergänzen, um die jeweiligen Stärken der beiden Ansätze gezielt zu kombinieren.

In Zukunft werden die neueren technologischen Entwicklungen, z. B. kostengünstige VR-Brillen, präzisere Sensorik und leistungsfähigere mobile Informations- und Kommunikationstechnologien, ohne Zweifel ihren Einzug in die Welt der Serious Games halten. Damit eröffnen sich neue attraktive Optionen, um die Effektivität und Akzeptanz von Serious Games – auch im Bereich der Gesundheit – weiter zu erhöhen.

Serious Games werden in *Gartner's hype cycle* leider nicht explizit berücksichtigt, wohl aber – vermutlich aufgrund des größeren kommerziellen Potenzials – Gamification (Levy 2015). Dieses – stark auf die Vermarktung von Technologien ausgerichtete – Modell geht davon aus, dass jede Technologie zunächst einen (unrealistischen) Anstieg der Erwartungen auslöst, welche sich – nach Erreichen eines Höhepunktes – deutlich reduzieren. Nach Durchschreiten einer Talsohle der Desillusionierung steigen die Erwartungen allmählich wieder auf ein realistisches Niveau an. Berücksichtigt man, dass sich viele spielrelevante Technologien aktuell in ganz unterschiedlichen Phasen des „hype cycle" befinden und dass sich der exponentielle Anstieg der Serious-Games-Publikationen (Wiemeyer 2014a) allmählich abschwächt, so könnte man die Serious Games irgendwo zwischen der letzten Phase des Anstiegs und dem Beginn des Abstiegs platzieren. Damit haben die Serious Games vermutlich noch einen Weg von ungefähr fünf bis zehn Jahren vor sich, bevor sie ihren realistischen Platz in der routinemäßigen Anwendung gefunden haben. Angesichts der unzweifelhaften Potenziale von Serious Games erscheint es lohnend, diesen Weg zu gehen, auch wenn es (noch) kaum erfolgreiche Geschäftsmodelle gibt.

Was Sie aus diesem *essential* mitnehmen können

- Gesundheit ist sehr vielfältig und kann sich auf zahlreiche Funktionsbereiche beziehen.
- Maßnahmen in der Prävention und Rehabilitation sind ebenfalls sehr vielfältig und setzen auf verschiedenen Ebenen (psychisch, physisch, sozial) an.
- Serious Games sind digitale Spiele, die speziell für einen „ernsthaften" Einsatzzweck entwickelt wurden.
- Der Einsatz von Serious Games in Gesundheitsbereich eröffnet neue Möglichkeiten für eine motivierende und nachhaltige Prävention und Rehabilitation.
- Vorhandene Untersuchungen deuten das große Potenzial von Serious Games an. Weitere Untersuchungen sind aber erforderlich, die eine höhere methodische Qualität haben.

© Springer Fachmedien Wiesbaden 2016   43
J. Wiemeyer, *Serious Games für die Gesundheit*, essentials,
DOI 10.1007/978-3-658-15472-1

Literatur

Adriaenssens P, Eggermont E, Pyck K (1988) The video invasion of rehabilitation. Burns 14(5):417–419

Ainsworth BE et al (1993) Compendium of physical activities: classification of energy costs of human physical activities. Med Sci Sports Exerc 1:71–80

American College of Sports Medicine [ACSM] (2011) Quantity and quality of exercise for developing and maintaining cardiorespiratory, musculoskeletal, and neuromotor fitness in apparently healthy adults: guidance for prescribing exercise. Med Sci Sports Exerc 43(7):1334–1359

Angevaren M et al (2008) Physical activity and enhanced fitness to improve cognitive function in older people without known cognitive impairment. Cochrane Database Syst Rev 3(3)

Antonovsky A (1997) Salutogenese. Zur Entmystifizierung von Gesundheit. DGVT, Tübingen

Archimage (2008). Escape from Diab. http://www.escapefromdiab.com/. Zugegriffen: 25. März 2016

Arem H et al (2015) Leisure time physical activity and mortality: a detailed pooled analysis of the dose-response relationship. JAMA Intern Med 175(6):959–967

Aune D et al (2015) Physical activity and the risk of type 2 diabetes: a systematic review and dose – response meta-analysis. Eur J Epidemiol 30(7):529–542

Baranowski T et al (2008) Playing for real. Video games and stories for health-related behavior change. Am J Prev Med 34(1):74–82

Baranowski T et al (2011) Video game play, child diet, and physical activity behavior change: a randomized clinical trial. Am J Prev Med 40(1):33–38

Baranowski T et al (2016) Games for health for children – Current status and needed research. Games Health J 5(1):1–12

Becker P (2006) Gesundheit und Gesundheitsmodelle. In: Bös K, Brehm W (Hrsg) Handbuch Gesundheitssport, 2. Aufl. Hofmann, Schorndorf, S 31–41

Biddiss E, Irwin J (2010) Active video games to promote physical activity in children and youth: a systematic review. Arch Pediatr Adolesc Med 164(7):664–672

Blüher S, Kuhlmey A (2016) Demographischer Wandel, Altern und Gesundheit. In: Richter M, Hurrelmann K (Hrsg) Soziologie von Gesundheit und Krankheit. Springer, Wiesbaden, S 313–324

© Springer Fachmedien Wiesbaden 2016
J. Wiemeyer, *Serious Games für die Gesundheit*, essentials,
DOI 10.1007/978-3-658-15472-1

Bös K, Brehm W (Hrsg) (2006) Handbuch Gesundheitssport, 2. Aufl. Hofmann, Schorndorf

Cohen J (1988) Statistical power analysis for the behavioral sciences, Bd 2. Erlbaum, Hillsdale, NJ

DeSmet A et al (2014) A meta-analysis of serious digital games for healthy lifestyle promotion. Prev Medic 69:95–107

Deterding S et al (2011) From game design elements to gamefulness: defining gamification. Proceedings of the 15th international academic MindTrek conference: envisioning future media environments. ACM, New York, S 9–15

Deutsche Gesellschaft für Ernährung [DGE] (2013) Vollwertig essen und trinken nach den 10 Regeln der DGE. https://www.dge.de/fileadmin/public/doc/fm/10-Regeln-der-DGE.pdf. Zugegriffen: 28. Febr. 2016

Deutsches Institut für Medizinische Dokumentation und Intervention [DIMDI] (Hrsg) (2015) ICD-10-GM. Version 2016. Systematisches Verzeichnis. DIMDI, Köln

Deutsch JE et al (2015) Is there evidence that active videogames increase energy expenditure and exercise intensity for people poststroke and with cerebral palsy? Games Health J 4(1):31–37

Dörner R et al (Hrsg) (2016) Serious games – foundations, concepts and practice. Springer, Cham

Fuchs R, Göhner W, Seelig H (2011) Long-term effects of a psychological group intervention on physical exercise and health: the MoVo concept. J Phys Act Health 8(6):794–803

Gao Z et al (2015) A meta-analysis of active video games on health outcomes among children and adolescents. Obes Rev 16(9):783–794

Gigerenzer G, Schlegel-Matthies K, Wagner GG (2016) Digitale Welt und Gesundheit. eHealth und mHealth – Chancen und Risiken der Digitalisierung im Gesundheitsbereich. Bundesministerium der Justiz und für Verbraucherschutz, Berlin. http://www.svr-verbraucherfragen.de/wp-content/uploads/2016/01/Digitale-Welt-und-Gesundheit.pdf

Govender M et al (2015) Clinical and neurobiological perspectives of empowering pediatric cancer patients using videogames. Games Health J 4(5):362–374

Hocine N (2014) Adaptation in serious games for motor rehabilitation. PhD thesis. University of montpellier, Montpellier

HopeLab (2016) Re-Mission. http://www.re-mission.net/. Zugegriffen: 24. März 2016

Huizinga J (2013) Homo Ludens. Vom Ursprung der Kultur im Spiel, 23. Aufl. Rowohlt, Reinbek

Kato PM et al (2008) A video game improves behavioral outcomes in adolescents and young adults with cancer: a randomized trial. Pediatr 122:e305–e317

Kesaniemi YA (chair) (2001) Dose-response issues concerning physical activity and health: an evidence-based symposium (Consensus statement). Med Sci Sports Exerc 33(6, Suppl.):351–358

Kliem A, Wiemeyer J (2014) Gleichgewichtstraining mit Serious Games. Neurol Rehabil 20(4):195–206

Lager A, Bremberg S (2005) Health effects of video and computer game playing. A systematic review. Swedish National Institute of Public Health, Stockholm. https://www.folkhalsomyndigheten.se/pagefiles/21491/R200518_video_computer_game(1).pdf

Lampert C, Tolks D (2016) Grundtypologie von digitalen Spielanwendungen im Bereich Gesundheit. In: Dadczynski K, Schiemann S, Paulus P (Hrsg) Gesundheit spielend fördern. Potenziale und Herausforderungen von digitalen Spielanwendungen für die Gesundheitsförderung und Prävention. Beltz Juventa, Weinheim, S 218–233

Larsen LH et al (2013) The physical effect of exergames in healthy elderly–a systematic review. Games Health J 2(4):205–212

Lazem S et al (2015) Games and diabetes: a review investigating theoretical frameworks, evaluation methodologies, and opportunities for design grounded in learning theories. J Diabetes Sci Technol. doi:10.1177/1932296815604634

LeBlanc AG et al (2013) Active video games and health indicators in children and youth: a systematic review. PLoS One 8(6):e65351

Levy H (2015) Five Key Trends in Gartner's 2015 Digital Marketing Hype Cycle. http://www.gartner.com/smarterwithgartner/five-key-trends-in-gartners-2015-digital-marketing-hype-cycle/. Zugegriffen: 18. Juni 2016

Marker AM, Staiano AE (2015) Better together: outcomes of cooperation versus competition in social exergaming. Games Health J 4(1):25–30

Masuch M, Emmerich K (2016) Digitale Spiele. In: Dadczynski K, Schiemann S, Paulus P (Hrsg) Gesundheit spielend fördern. Potenziale und Herausforderungen von digitalen Spielanwendungen für die Gesundheitsförderung und Prävention. Beltz Juventa, Weinheim, S 158–172

Mead GH (2009) Mind, self, and society: from the standpoint of a social behaviorist, Bd 1. University of Chicago press, Chicago

Michie S et al (2011) A refined taxonomy of behaviour change techniques to help people change their physical activity and healthy eating behaviours: the CALO-RE taxonomy. Psychol Health 26(11):1479–1498

Norris E, Hamer M, Stamatakis E (2016) Active video games in schools and effects on physical activity and health: a systematic review. J Pediatr 172:40–46

Oberleithner H (2007) Grundlagen der Zellphysiologie. In: Schmidt RF, Lang F (Hrsg) Physiologie des Menschen, 30. Aufl. Springer, Berlin, S 3–26

O'Connor K (2016) Die Bedeutung des Spiels in der Psychologie. In: Dadczynski K, Schiemann S, Paulus P (Hrsg) Gesundheit spielend fördern. Potenziale und Herausforderungen von digitalen Spielanwendungen für die Gesundheitsförderung und Prävention. Beltz Juventa, Weinheim, S 50–75

Orgeta V, Regan C, Orrell M (2010) Physical activity for improving cognition in older people with mild cognitive impairment. Cochrane Database Syst Rev 2010(1):CD008198

Paulus P, Dadczynski K, Schiemann S (2016) Gesundheitsrelevante Theorien und ihre Übertragung auf digitale Spielanwendungen. In: Dadczynski K, Schiemann K, Paulus P (Hrsg) Gesundheit spielend fördern. Potenziale und Herausforderungen von digitalen Spielanwendungen für die Gesundheitsförderung und Prävention. Beltz Juventa, Weinheim, S 234–260

Peng W, Lin J-H, Crouse JC (2011) Is playing exergames really exercising? A meta-analysis of energy expenditure in active video games. Cyberpsychol Behav Soc Netw 14(11):681–688

Peng W, Crouse JC, Lin JH (2013) Using active video games for physical activity promotion a systematic review of the current state of research. Health Educ Behav 40(2):171–192

Pfeiffer K (2005) Qualitätsmanagement im Fitness- und Gesundheitssport. In: Singer R, Wiemeyer J (Hrsg) Fitness- und Gesundheitstraining – wem nützt was? IfS, Darmstadt, S 21–35

Phillips C, Johnson D, Wyeth P (2013) Videogame reward types. In: Proceedings of the first international conference on gameful design, research, and applications. ACM, New York, S 103–106

Poels K, de Kort YAW, Ijsselsteijn WA (2008) FUGA – the fun of gaming: measuring the human experience of media enjoyment. Deliverable D3.3: game experience questionnaire. TU Eindhoven, Eindhoven

Quester R (2008) Prävention – rehabilitation – integration. Hippocampus, Bad Honnef

Redd WH et al (1987) Cognitive/Attentional distraction in the control of conditioned nausea in pediatric cancer patients receiving chemotherapy. J Consult Clin Psychol 53(3):391–395

Rego P, Moreira PM, Reis LP (2010) Serious games for rehabilitation: a survey and a classification towards a taxonomy. In: Information systems and technologies (CISTI), 2010 5th Iberian conference on. IEEE, New York, S 1–6

Robert-Koch-Institut [RKI] (Hrsg) (2015) Gesundheit in Deutschland. RKI, Berlin

Rütten A (2005) Körperliche Aktivität. Gesundheitsberichterstattung des Bundes, Heft 29. RKI, Berlin

Saposnik G, Levin M (2011) Virtual reality in stroke rehabilitation: a meta-analysis and implications for clinicians. Stroke 42(5):1380–1386

Schlicht W, Brand R (2007) Körperliche Aktivität, Sport und Gesundheit: Eine interdisziplinäre Einführung. Juventa, Weinheim

Schmidt LR (1998) Zur Dimensionalität von Gesundheit (und Krankheit). Z Gesundh 6(4):61–178

Schmidt T, Schmidt I, Schmidt PR (2016) Digitales Spielen und Lernen – a perfect match? In: Dadczynski K, Schiemann S, Paulus P (Hrsg) Gesundheit spielend fördern. Potenziale und Herausforderungen von digitalen Spielanwendungen für die Gesundheitsförderung und Prävention. Beltz Juventa, Weinheim, S 18–49

Schwarzer R (2008) Modeling health behavior change: how to predict and modify the adoption and maintenance of health behaviors. Appl Psychol 57(1):1–29

Seaborn K, Fels DI (2015) Gamification in theory and action: a survey. Int J Hum Comput Stud 74:14–31

Staiano AE, Flynn R (2014) Therapeutic uses of active videogames: a systematic review. Games Health J 3(6):351–365

Statista (2016a) Anteil neurologischer Erkrankungen an allen Erkrankungen bei der Bevölkerung in Europa 2005, 2015 und 2030. http://de.statista.com/statistik/daten/studie/180615/umfrage/anteil-neurologischer-erkrankungen-seit-2005/. Zugegriffen: 17. Juni 2016

Statista (2016b) Verteilung der häufigsten Todesursachen in Deutschland im Jahr 2014. http://de.statista.com/statistik/daten/studie/240/umfrage/verteilung-der-sterbefaelle-nach-todesursachen/. Zugegriffen: 17. Juni 2016

Sweetser P, Wyeth P (2005) Game flow: a model for evaluating player enjoyment in games. ACM CIE 3(3):3

Verburgh L et al (2014) Physical exercise and executive functions in preadolescent children, adolescents and young adults: a meta-analysis. Br J Sports Med 48(12):973–979

Uhl A (2005) Präventionsansätze und-theorien. Wien Z Suchtforsch 28(3/4):39–45

UNICEF (1989) Konvention über die Rechte des Kindes. UNICEF, Köln

United Nations [UN] (1948) Resolution 217 A (III). Allgemeine Erklärung der Menschenrechte. http://www.un.org/depts/german/menschenrechte/aemr.pdf. Zugegriffen: 21. Febr. 2016

Walther BK (2003) Playing and gaming. Game Studies 3(1):1–20

Weisser B, Petersen C, Siggel S (2011) Sportmedizin. In: Kröger C, Miethling W-D (Hrsg) Sporttheorie in der gymnasialen Oberstufe. Hofmann, Schorndorf, S 109–128

Wernhart S, Dinic M, Pressler A, Halle M (2015) Prävention kardiovaskulärer Erkrankungen durch Sport und körperliche Aktivität. Herz 40(3):361–368

Wiemeyer J (2010) Gesundheit auf dem Spiel? – Serious Games in Prävention und Rehabilitation. Dtsch Z Sportmed 61(11):252–257

Wiemeyer J (2014a) Serious Games in der Neurorehabilitation – ein Überblick. Neurologie & Rehabilitation 20(4):175–186

Wiemeyer J (2014b) Serious Games in Neurorehabilitation – a review of recent evidence. In: Serious Games '14 Proceedings of the 2014 ACM International Workshop on Serious Games. ACM, New York, S 33–38

Wiemeyer J, Hardy S (2013) Serious games and motor learning – concepts, evidence, technology. In: Bredl K, Bösche W (Hrsg) Serious games and virtual worlds in education, professional development, and healthcare. IGI Global, Heshey, PA, S 197–220

Wiemeyer J et al (2015) Recommendations for the optimal design of exergame interventions for persons with disabilities: challenges, best practices, and future research. Games Health J 4(1):58–62

Wiemeyer J et al (2016) Player experience. In: Dörner R et al (Hrsg) Serious games – foundations, concepts and practice. Springer, Berlin, S 243–272

Williams SL, French DP (2011) What are the most effective intervention techniques for changing physical activity self-efficacy and physical activity behaviour–and are they the same? Health Educ Res 26(2):308–322

Woll A (2002) Sportliche Aktivität im Lebenslauf und deren Wirkungen auf die Entwicklung von Fitness und Gesundheit – eine internationale Längsschnittstudie. Universität Karlsruhe, Habilitationsschrift

World Health Organisation [WHO] (1986) Ottawa charter for health promotion. WHO, Genf

World Health Organisation [WHO] (2003) Diet, nutrition and the prevention of chronic diseases. World Health Organ Tech Rep Ser, 916. WHO, Genf

World Health Organisation [WHO] (2006) Constitution of the WHO. Basic Documents 45 (Supplement, October 2006). WHO, Genf, S 1–18

World Health Organization [WHO] (2010) Global recommendations on physical activity for health. WHO, Genf

World Health Organization [WHO] (2013) How to use the ICF: a practical manual for using the international classification of functioning, disability and health (ICF). Exposure draft for comment. WHO, Genf

World Health Organization [WHO] (2015a) Physical activity. Fact sheet No. 385. WHO, Genf

World Health Organization [WHO] (2015b) Healthy diet. Fact sheet No. 394. WHO, Genf

World Health Organization [WHO] (2015c) World health statistics 2015. WHO, Genf

World Health Organization [WHO] (2016) Report of the commission on ending childhood obesity. WHO, Genf

„Zum Weiterlesen" (Weiterführende Literatur als Tipp für den Leser)

Zeitschrift „Games for Health Journal". Mary Ann Liebert, Inc., New Rochelle. http://www.liebertpub.com/overview/games-for-health-journal/588/

Dadczynski K, Schiemann S, Paulus P (Hrsg) (2016) Gesundheit spielend fördern. Potenziale und Herausforderungen von digitalen Spielanwendungen für die Gesundheitsförderung und Prävention. Beltz Juventa, Weinheim

Göbel S et al (Hrsg) (2012) E-Learning and Games for Training, Education, Health and Sports. Springer LNCS 7516. Springer, Heidelberg

Göbel S, Wiemeyer J (Hrsg) (2014) Games for training, education, health, and sports. Springer LNCS 8395. Springer, Cham

Lesen Sie hier weiter

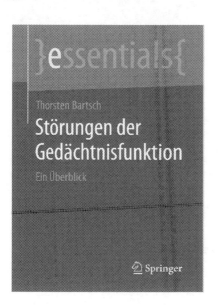

Thorsten Bartsch

Störungen der Gedächtnisfunktion
Ein Überblick

2015, X, 66 S., 14 Abb. in Farbe
Softcover: € 9,99
ISBN 978-3-662-45480-0

Änderungen vorbehalten.
Erhältlich im Buchhandel oder beim Verlag.

Einfach portofrei bestellen:
leserservice@springer.com
tel +49 (0)6221 345-4301
springer.com

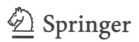

Printed in the United States
By Bookmasters